＜お詫びと訂正＞

本書に、以下のとおり誤りがありました。

お詫びとともに、以下の通り訂正をいたします。

61ページ　問題56

リスト右下の「朝」は使用しません。

（朝が2つあるので、1つのみ使います）

82ページ　問題75

⑥□□＋□→□＋□□

119ページ　問題112

リストの漢字に「歓」「食」「大」を追加

JN118071

はじめに

　現在、脳の老化はすでに 40 歳代から始まっているといわれています。認知機能の低下を予防するには、少しでも早い時期に生活習慣の見直しと改善、および脳を活用し刺激を受けることが必要です。

　本書は北海道新聞の「脳トレコーナー」に出題されていた問題を、入門編・初級編・中級編・上級編、そして北海道編と再編成したものです。

　入門編は、いろいろな場面で問題をカスタマイズすることができます。サロンや施設や子ども食堂などでぜひお使いください。初級編→中級編→上級編と徐々に難易度が上がり、手ごたえを感じていただけることと思いますが、自由にどこから始めていただいても構いません。また、北海道編は北海道市町村名など問題文の中に初めて聞く地名も出てくると思います。地図など片手に取り組んでいただき、北海道を身近に感じていただけたら幸いです。

　いつでも！どこでも！だれとでも！すぐに始められる本書は「認知機能低下予防」のヒントとなる「種」が満載です！手軽に気軽にお楽しみください。

2023年12月　柿沼英樹

CONTENTS
もくじ

入門編

さぁ！脳トレのスタートです。
ウォーミングアップに最適な
12問をそろえてみました。
まずは腕試し、
リラックスして取り組んでくださいね。

入門編

初級編

中級編

北海道編

上級編

抜け文字パズル 数字探し

下記から数字を「1・2・3・4・5・・・30」と順に探してください。数字は30まであります。途中、抜けている数字がありますので、抜けている数字をお答えください。

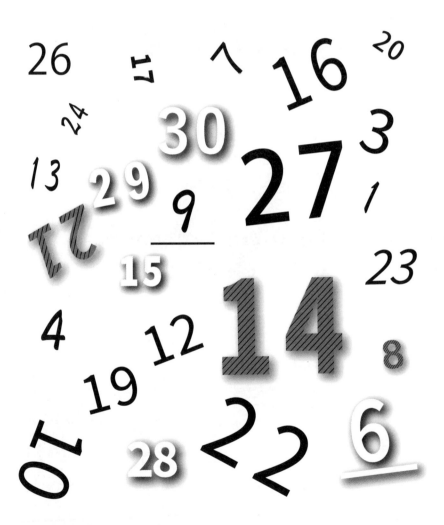

解答は6ページ

2 抜け文字パズル ひらがな探し

　下記の文字を五十音順に「あ・い・う・え・お・・・」と一文字ずつ探してください。文字は「も」まであります。途中、抜けている文字がありますので、その文字をお答えください。

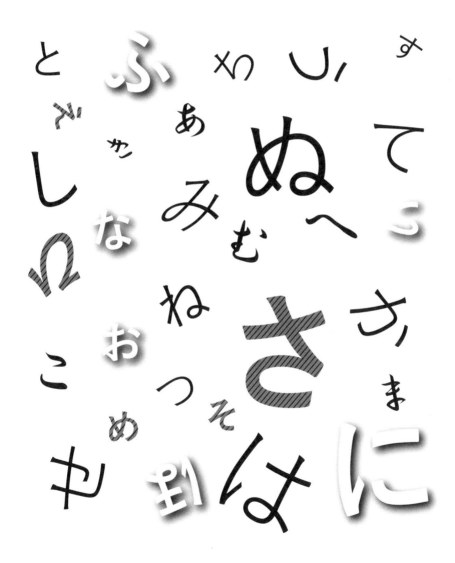

解答は7ページ

5

3

2個進みパズル ひらがな

・・

（例）「あ」→「う」　「こ」→「し」のように、五十音順に従って①～⑩のそれぞれの文字が2つ進んだひらがなをお答えください。

① き → □　　⑥ ぶ → □

② な → □　　⑦ て → □

③ じ → □　　⑧ め → □

④ へ → □　　⑨ ら → □

⑤ う → □　　⑩ す → □

解答は8ページ

・・

問①の解答　2・5・11・18・25

4 2個進みパズル カタカナ

（例）「ア」→「ウ」　「コ」→「シ」のように、五十音順に
従って①〜⑩のそれぞれの文字が2つ進んだカタカナをお答え
ください。

入門編

① フ → ☐

② ト → ☐

③ ガ → ☐

④ イ → ☐

⑤ メ → ☐

⑥ ヂ → ☐

⑦ サ → ☐

⑧ テ → ☐

⑨ ル → ☐

⑩ ヌ → ☐

問②の解答　く・け・た・の・も

2個戻りパズル ひらがな

（例）「あ」←「う」　「え」←「か」のように、五十音順に
従って①〜⑩のそれぞれの文字が2つ戻ったひらがなをお答えく
ださい。

① □ ← つ　　　⑥ □ ← ひ

② □ ← む　　　⑦ □ ← ぶ

③ □ ← か　　　⑧ □ ← こ

④ □ ← ぜ　　　⑨ □ ← や

⑤ □ ← れ　　　⑩ □ ← ち

解答は10ページ

2個戻りパズル カタカナ

（例）「ア」←「ウ」　「エ」←「カ」のように、五十音順に従って①～⑩のそれぞれの文字が2つ戻ったカタカナをお答えください。

① □ ← ケ　　⑥ □ ← タ

② □ ← ノ　　⑦ □ ← グ

③ □ ← サ　　⑧ □ ← ハ

④ □ ← ベ　　⑨ □ ← ル

⑤ □ ← メ　　⑩ □ ← ヤ

解答は11ページ

問④の解答 ①ホ　②ニ　③グ　④エ　⑤ヤ　⑥デ　⑦ス　⑧ナ　⑨ロ　⑩ノ

同じ文字で始まる言葉

先頭の文字が「　」から始まる2文字～7文字の言葉をお考えください。

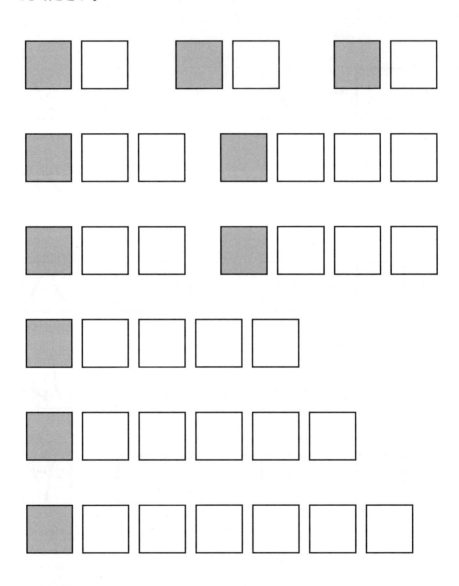

8 同じ文字で終わる言葉

最後の文字が「　」で終わる２文字～７文字の言葉をお考えください。

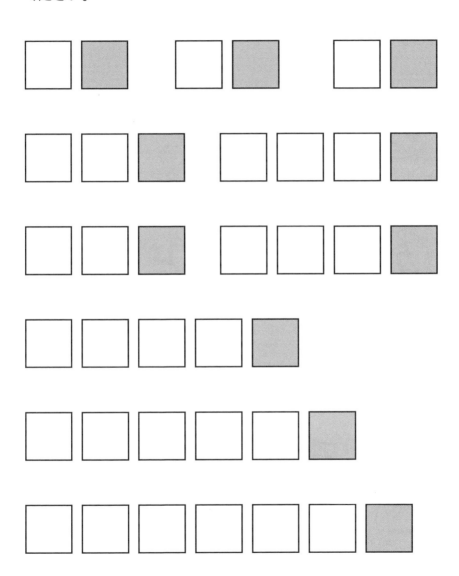

ひとふでがきパズル

　①②ともひらがなから伸びている線をたどっていくと、ある言葉ができあがります。

　なんという言葉ができるでしょうか？ただし１度通った線は２度通れません。

①

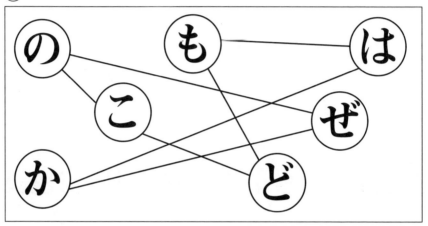

②

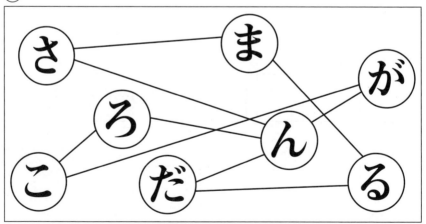

解答は14ページ

歴代内閣総理大臣を探せ！

入門編

（例）みおふきだし→きしだふみお（岸田文雄＝第100代）のように、①〜⑥の言葉を入れ替えて日本の内閣総理大臣の名前を作ってください。

① きかいしふと

② げしよるだし

③ ひろいうみとぶ

④ さいとうえくさ

⑤ なかかたいくえ

⑥ ひろすなやねかそ

解答は15ページ

13

11

しりとりパズル

　スタートからゴールまでマス目に文字を入れてしりとりを行ってください。最初の1文字と最後の1文字のマスには同じ文字が入ることとします。

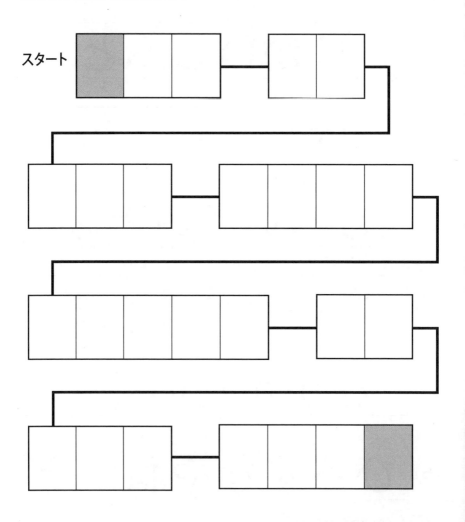

スタート

ゴール！　お疲れさまでした！

問⑨の解答 ①「こどもはかぜのこ」　②「だるまさんがころんだ」

14

しりとりパズル2

スタートからゴールまでマス目に文字を入れてしりとりを
行ってください。最初の1文字と最後の1文字のマスには同じ
文字が入ることとします。

スタート

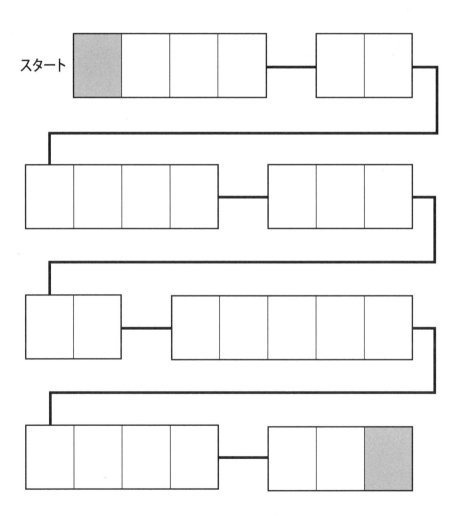

ゴール！　お疲れさまでした！

問⑩の解答　①かいふとしき（**海部俊樹**）②よしだしげる（**吉田茂**）
③いとうひろぶみ（**伊藤博文**）④さとうえいさく（**佐藤栄作**）
⑤たなかかくえい（**田中角栄**）⑥なかそねやすひろ（**中曽根康弘**）
敬称略

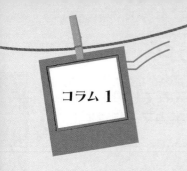

クイズと辞書

　縁あって、北海道新聞朝刊の「脳トレコーナー」を担当させて
いただくことになりました。本書は「脳トレコーナー」に出題され
た過去の問題をピックアップし再編成されたものです。

　このコーナーを楽しみにされている読者の方の投稿が、2022年
1月4日の北海道新聞の読者投稿欄「いずみ」に掲載されたので
ご紹介いたします。

　国語辞典、漢和辞典、四字熟語集などの参考書を準備されて
問題を解いてくださっているとは思いもよりませんでした。読者の
みなさんが楽しみにされている思いをパワーに、よい問題作りに
励もうと思った記事でした。

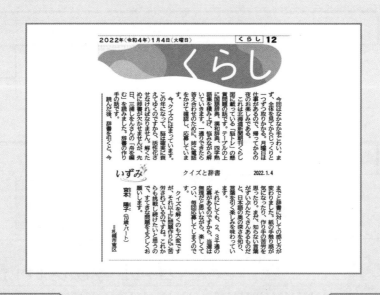

初級編

入門編で肩慣らしをした次は、
初級編の57問にチャレンジ！
「まだまだ」？
それとも「うーん」？
ゆっくり考えながら進めてくださいね。

13 反対語パズル

「新入生⇔引出物」のように、①〜⑦の左右の空欄にそれぞれ反対語になる漢字1字を入れて三字の言葉を完成させてください。

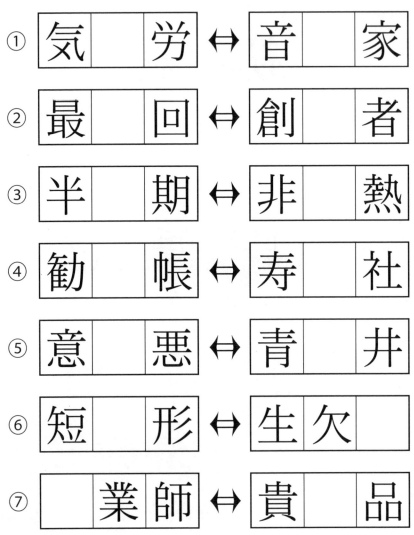

① 気 [　] 労 ↔ 音 [　] 家

② 最 [　] 回 ↔ 創 [　] 者

③ 半 [　] 期 ↔ 非 [　] 熱

④ 勧 [　] 帳 ↔ 寿 [　] 社

⑤ 意 [　] 悪 ↔ 青 [　] 井

⑥ 短 [　] 形 ↔ 生 欠 [　]

⑦ [　] 業 師 ↔ 貴 [　] 品

（解答は20ページ）

「トウ」の漢字が入る三字の言葉

リストから漢字を選び①〜⑫の空欄入れて三字の言葉を作ってください。リストの漢字は1度しか使えません。使わずに残った漢字をすべてお答えください。

① 戦 [　] 機

② 弁 [　] 箱

③ 優 [　] 生

④ 遣 [　] 使

⑤ 骨 [　] 品

⑥ 血 [　] 値

⑦ 大 [　] 領

⑧ 不 [　] 液

⑨ 窃 [　] 罪

⑩ 浸 [　] 圧

⑪ 前 [　] 葉

⑫ 贈 [　] 品

リスト

盗	当	頭	董	統	灯	棟	等
到	凍	唐	陶	透	答	闘	糖

解答は21ページ

15 文字並び替えパズル（食べ物編）

①～⑦の文字を並びかえて食べ物に関する言葉を作ってください。

（例）ふとう → とうふ

① う　ど　ふ　ゆ

② か　ん　つ　ど

③ け　つ　も　の

④ や　ま　だ　き　め

⑤ か　ち　ん　つ　き

⑥ か　ら　い　い　ふ

⑦ さ　ど　ま　た　ん　ご

解答は22ページ

問⑬の解答　①気苦労⇔音楽家　②最終回⇔創始者　③半減期⇔非加熱
④勧進帳⇔寿退社　⑤意地悪⇔青天井　⑥短縮形⇔生欠伸　⑦軽業師⇔貴重品

20

ことわざ虫食いパズル

①～⑥の空欄に、リストの漢字を入れて正しいことわざを完成させてください。ただし、リストの漢字は1度しか使えません。使わずに残った漢字もお答えください。

初級編

① □ の □ り

② □ ら ぬ が □

③ □ は □ を □ ぶ

④ □ □ は □ □ に □ か ず

⑤ □ う □ に は □ □ た る

⑥ □ け は □ の □ な ら ず

リスト	後	福	為	仏	一	類	祭	来	友	如
	見	百	呼	情	笑	知	聞	門	人	山

解答は23ページ

問⑭の解答 ①戦闘機②弁当箱③優等生④遣唐使⑤骨董品⑥血糖値⑦大統領⑧不凍液⑨窃盗罪⑩浸透圧⑪前頭葉⑫贈答品　「到・陶・灯・棟」

6パズル

タテ・ヨコ一直線にそれぞれ1〜6の数字が並ぶように、空欄のマスに1〜6の数字を入れてください。なお、太線で囲まれた6つのマスにも同じように1〜6の数字が入ります。

	6		4		
4		1		3	
	1		3		5
6		2		1	
	3				2
1		3		5	

解答は24ページ

問⑮の解答　①ゆどうふ　②かつどん　③つけもの　④めだまやき
⑤ちきんかつ　⑥いかふらい　⑦たまごさんど

？の面積

　それぞれ表示されている正方形と長方形の辺の長さと面積を参考に、？の面積を求めてください。なお、３６㎠の面積部分は正方形とします。

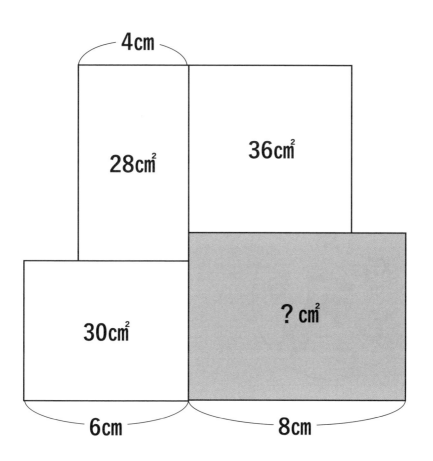

解答は25ページ

問⑯の解答　①後の祭り　②知らぬが仏　③類は友を呼ぶ
④百聞は一見に如かず　⑤笑う門には福来たる　⑥情けは人の為ならず　「山」

23

19

ことわざパズル

・・

①〜④の中の文字を入れ替えて、それぞれことわざを完成させてください。

①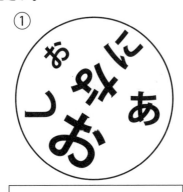

②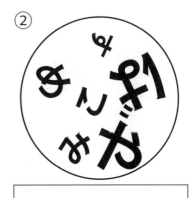

③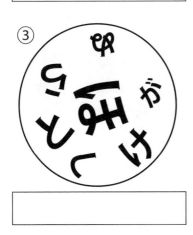

④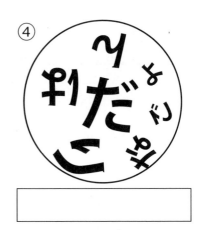

解答は26ページ

・・

問⑰の解答

3	6	5	4	2	1
4	5	1	2	3	6
2	1	6	3	4	5
6	4	2	5	1	3
5	3	4	1	6	2
1	2	3	6	5	4

20

穴埋め計算パズル

8個の数字のピースを上の計算式の空欄にはめ込んで、計算式を完成させてください。ピースは裏返したり回転することはできません。

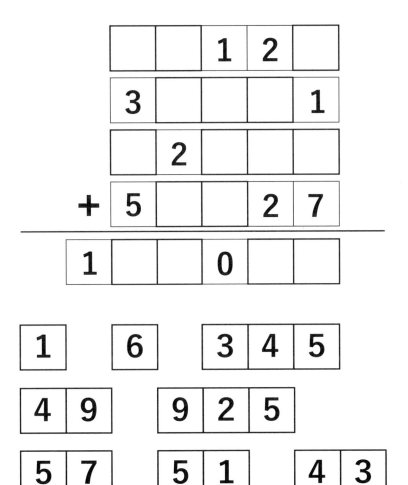

初級編

解答は27ページ

問⑱の解答 48㎠

ことばあそび

①～⑧のそれぞれのことばを入れ替えて、意味の通じる言葉を作ってください。

① **ちばりす**

② **ろすがんこ**

③ **ぱらふいん**

④ **これいぞう**

⑤ **しんでんれじ**

⑥ **ばんごうとべ**

⑦ **くりょあつがま**

⑧ **ざいしっきょせん**

解答は28ページ

問⑲の解答 ①あおなにしお（青菜に塩）　②すめばみやこ（住めば都）
③しらぬがほとけ（知らぬが仏）　④はなよりだんご（花より団子）

26

０つけ足し計算パズル

①〜⑤各式の□で囲んでいる数字にゼロを付け加えて、正しい式を完成させてください。

① $\boxed{1} + \boxed{2} + \boxed{4} + \boxed{5} = 48$

② $\boxed{3} + \boxed{4} + \boxed{5} + \boxed{6} = 81$

③ $\boxed{1} + \boxed{4} + \boxed{6} + \boxed{9} = 200$

④ $\boxed{3} + \boxed{5} + \boxed{7} + \boxed{8} = 608$

⑤ $\boxed{2} + \boxed{4} + \boxed{6} + \boxed{8} = 722$

初級編

解答は29ページ

問⑳の解答

5	1	1	2	6
3	9	2	5	1
1	2	3	4	5
+ 5	4	3	2	7

1	5	7	0	4	9

27

二字漢字埋め込みパズル

①～⑧の空欄に下の漢字二字のパーツをあてはめ、意味のある熟語がつながるようにしてください。ただし、各パーツは一度だけしか使用できません。また、縦・横の向きを替えたり、回転することはできません。

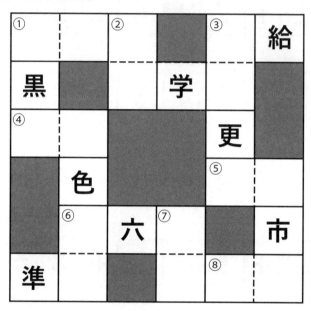

下の漢字二字のパーツ：

生 魚　　天 才　　兼 備　　自 力

大 納　　園 長　　言 語　　丁 場

解答は30ページ

解答は30ページ

問㉑の解答　①すりばち　②がすこんろ　③ふらいぱん　④れいぞうこ
⑤でんしれんじ　⑥べんとうばこ　⑦あつりょくがま　⑧しょっきせんざい

穴埋めことわざ

イラストをヒントに空欄をひらがなで埋めて、ことわざを
完成させてください。

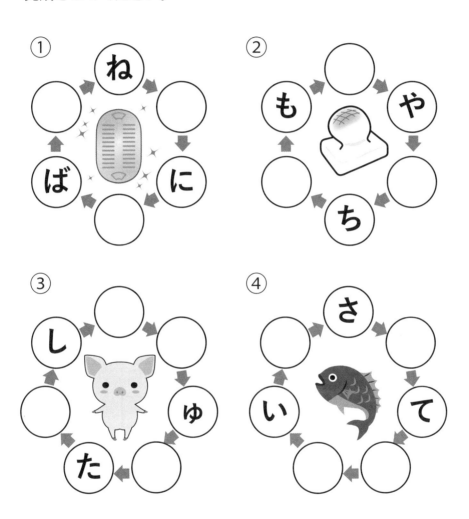

解答は31ページ

初級編

29

土地分割パズル

①と②の空き地の部分を指定された条件にしたがって分割してください。なお正方形1ブロックを1坪とします。また、分割の土地の形は正方形もしくは長方形になるようにしてください。

①

売約済み

売約済み

条件：4坪・5坪・7坪・8坪に分割してください。

②

売約済み

売約済み

売約済み

条件：3坪・4坪・7坪・9坪・12坪に分割してください。

解答は32ページ

四字の言葉パズル

例のように①〜⑤の四字漢字のかな読みを入れ替えて、それぞれ四字熟語を作成してください。

四字熟語のかな読みの一部をヒントにしてください。

（例）新進遺伝 → 以心伝心
しんしんいでん　　いしんでんしん

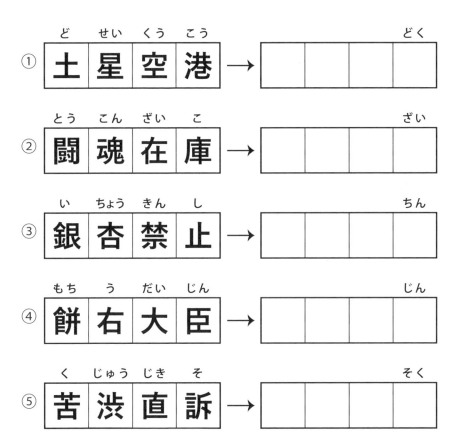

① 土星空港（ど せい くう こう） → □□□□（どく）

② 闘魂在庫（とう こん ざい こ） → □□□□（ざい）

③ 銀杏禁止（い ちょう きん し） → □□□□（ちん）

④ 餅右大臣（もち う だい じん） → □□□□（じん）

⑤ 苦渋直訴（く じゅう じき そ） → □□□□（そく）

解答は33ページ

問㉔の解答　①ねこにこばん　②もちはもちや　③ぶたにしんじゅ
④くさってもたい

27 正しい漢字はどっち？

①〜④の文章の漢字のうち正しい漢字をa・bどちらかから選んでください。

① 責任を転 [a 稼 / b 嫁] する

② [a 該 / b 概] 当者なし

③ 学生を引 [a 率 / b 卒] する

④ 黙 [a 秘 / b 否] 権を使う

解答は34ページ

問㉕の解答

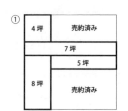

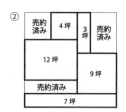

32

はんたい言葉パズル

言葉を組み合わせて、はんたい言葉を作り、漢字で表してください。

（例） ひみだぎり →みぎ⇔ひだり →右⇔左

①
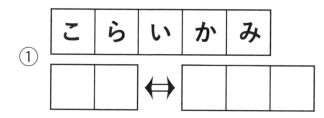

こ	ら	い	か	み

②
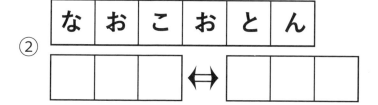

な	お	こ	お	と	ん

③
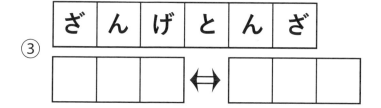

ざ	ん	げ	と	ん	ざ

④
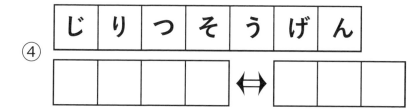

じ	り	つ	そ	う	げ	ん

初級編

解答は35ページ

問㉖の解答 ①晴耕雨読（せいこううどく） ②古今東西（ここんとうざい）
③意気消沈（いきしょうちん） ④一網打尽（いちもうだじん） ⑤自給自足（じきゅうじそく）

イチゴ狩りパズル

AからIまでのイチゴ畑があります。収穫が合計17個になるように出口にたどり着くにはどのようなルートを通ればいいでしょうか?ただし一度通った道は二度通れません。

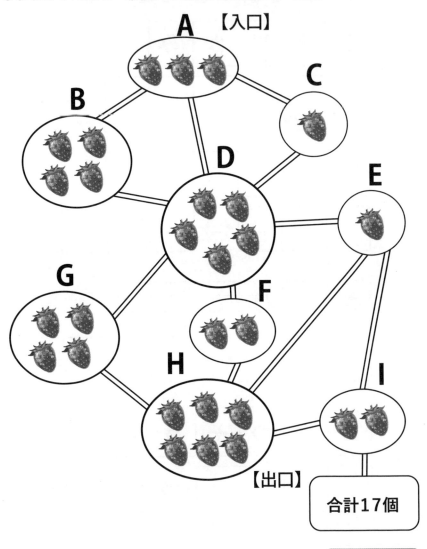

【入口】

【出口】

合計17個

解答は36ページ

重ね漢字パズル

　白黒の二文字が重なった漢字があります。それぞれ何という漢字が書かれているかを読み取り、その漢字でできる四字熟語をお答えください。

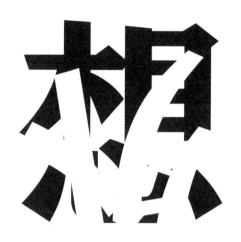

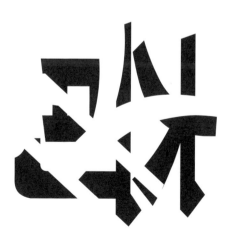

初級編

解答は37ページ

問㉘の解答　①過去⇔未来　　②男⇔女　　③登山⇔下山　　④現実⇔理想

31

8文字並び替えパズル

①～⑥のそれぞれの8文字を並べ替えると、「ある言葉」になります。その言葉を下のリストの漢字を組み合わせて漢字4文字でお答えください。リストの漢字は一度しか使えません。

①
| さ | い | と | う |
| あ | べ | い | ん |

②
| き | ん | に | く |
| し | ょ | う | え |

③
| き | ん | き | ん |
| と | げ | か | め |

④
| ぎ | ょ | う | じ |
| か | く | さ | ん |

⑤
| ひ | ろ | し | う |
| ど | き | ょ | う |

⑥
| ほ | う | り | ょ |
| う | ど | っ | ぽ |

リスト
角	妻	職	書	当	標	弁	北
土	金	識	愛	領	規	道	留
植	路	定	方	三	木	現	人

解答は38ページ

問㉙の解答　A(3個)→D(5個)→E(1個)→H(6個)→I(2個)＝17個

三字の言葉パズル

①～⑩の空欄のマスに、リストの漢字を入れて「段段畑」のように同じ漢字を二つ持つ三字の言葉を作ってください。リストの中の漢字は一度しか使えません。使わずにリスト内に残った漢字でできる四字熟語はなんでしょうか？

初級編

① 水 ⬚ 水

② ⬚ 裸 裸

③ ⬚ 高 高

④ 石 ⬚ 石

⑤ 亜 ⬚ 亜

⑥ 先 先 ⬚

⑦ 古 古 ⬚

⑧ 日 ⬚ 日

⑨ 坦 坦 ⬚

⑩ 好 好 ⬚

リスト

曜	爺	灰	願	細	麺	代
本	赤	力	道	鼻	他	米

解答は39ページ

問⑩の解答　奇想天外

37

数字はめこみパズル

タテ・ヨコの数字の合計が同じくなるように、下のマス目にア～カの数字が入ったピースをはめてください。ピースは一度しか使えません。またピースは回転させたり裏返したりできません。

ア

11
4
17

イ

16	
9	21
	14

ウ

22	
15	2

エ

		10
19	6	23

オ

7	24
	12

カ

3	20	
	8	25

マス目

		13	5	
		1	18	

解答は40ページ

共通するへんで二字熟語

①～⑥の漢字にそれぞれ共通する「へん」をつけ足して、
二字熟語を完成させてください。

（例）| 矢 | 岡 | ＋ 金　　| 鉄 | 鋼 |（てっこう）

① | 憂 | 立 |

② | 壬 | 辰 |

③ | 倉 | 干 |

④ | 烏 | 因 |

⑤ | 交 | 骨 |

⑥ | 名 | 何 |

初級編

解答は41ページ

穴埋めことわざ

イラストをヒントに空欄をひらがなで埋めて、ことわざを完成させてください。読む方向は右回りです。

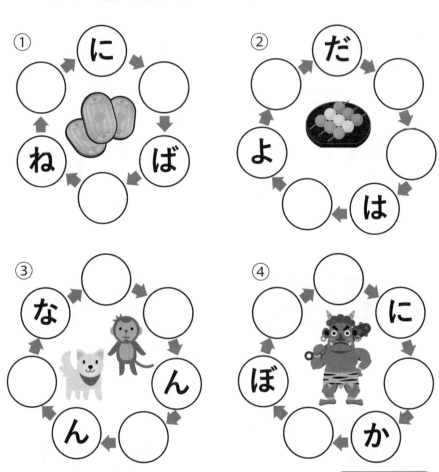

① に ば ね

② だ は よ

③ な ん ん

④ に か ぼ

解答は42ページ

問㉝の解答

3	20	7	24	11
16	8	25	12	4
9	21	13	5	17
22	14	1	18	10
15	2	19	6	23

間取りパズル

タテ8マス、ヨコ8マスの部屋があります。例のように数字の指示に従い、正方形または長方形で、指定された間取りにわけてください。

（例）

				五	四		
				三			
	三	九			二		三
三							
							六
四		三			二	六	
			二				
		六	三				

解答は43ページ

41

熟語クロスワード

　2文字・3文字・4文字のマスがあります。下の熟語リストから適切な熟語を選んで空欄を埋めてください。熟語の方向は、ヨコが左から右、タテが上から下とします。なお、また、1度使った熟語は2度使えません。

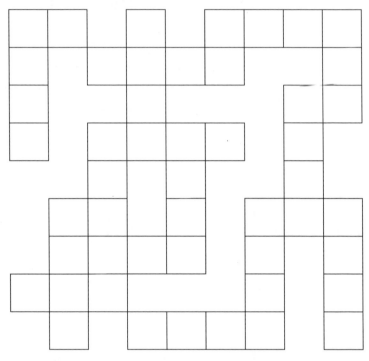

熟語リスト		
2文字	悪玉　　風流　　巨人　　手下　　未来	
3文字	一円玉　　管財人　　大雑把　　旧石器	
4文字	旧態依然　　風林火山　　手練手管 理路整然　　千客万来　　巨大隕石 悪口雑言　　一日千秋　　三日天下 器用貧乏　　今日明日	

解答は44ページ

38 この人はだれでしょう？

空欄の①～⑥に漢字を入れて四字熟語を作ってください。
入れた漢字と右端のひらがなを上から順番につなげると、
有名な俳句ができあがります。その作者をお答えください。

一	汁	一	①	＋の
百	②	繚	乱	＋や
③	下	氷	人	＋は
馬	耳	④	風	＋に
三	⑤	天	下	＋は
古	今	東	⑥	＋に

初級編

解答は45ページ

問㊱の解答

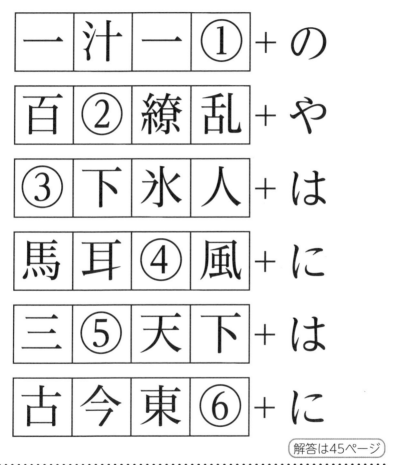

39 漢字クロスワードパズル

①～⑧の空欄にリストの漢字を入れてください。同じ数字のマスには同じ漢字が入ります。リストの漢字は1度しか使えません。最後に残った漢字でできた四字熟語をお答えください。

⑧	②	■	開	③	⑧	番
④	■	②	花	■	昨	■
前	③	上	■	⑧	日	中
■	⑤	■	④	⑥	■	性
⑤	束	⑥	形	■	①	⑦
数	■	拍	■	⑧	■	■
■	原	⑦	力	発	①	所

リスト

人	事	約	献	子	大
生	一	手	電	後	口

解答は46ページ

問㊲の解答

風	流		今		手	練	手	管
林		三	日	天	下		財	人
火			明		巨	人		
山		一	日	千	秋		大	隈
		円		客				石
悪	玉		万		旧	態	器	用	貧	乏
口		未	来		態			
大	雑	把			依	然		
言		理	路	整	然			

44

ひらがな穴埋めパズル

ヒントをもとに①～⑤の各設問の空欄のマスにひらがなを入れて言葉を完成させてください。

① □ う □ ん □ ど □

ヒント：歩行者が道路を安全に渡るため、道路上に示された区域

② □ わ □ と □ う □

ヒント：アメリカ合衆国大統領が居住し、執務を行う官邸。

③ □ ん □ ら □ ぼ □

ヒント：根菜を醤油と砂糖で味付けして炒めた料理。

④ □ ん □ う □ ら □

ヒント：四字熟語。攻めることが困難で、なかなか陥落しないこと。

⑤ □ っ □ そ □ せ □

ヒント：文豪。代表作は「坊ちゃん」「三四郎」「こころ」など

解答は47ページ

問38の解答

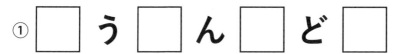

①		②		③		④		⑤		⑥	
菜	の	花	や	月	は	東	に	日	は	西	に

41 「ん」の言葉

ヒントをもとに①〜⑤の「○ん○ん○ん」のつく言葉をお考えください。

① □ん □ん □ん

ヒント：安いハンコ

② □ん □ん □ん

ヒント：鉄道。北海道にも通りました。

③ □ん □ん □ん

ヒント：「雲呑麺」何と読む？

④ □ん □ん □ん

ヒント：金属等でできた留め具

⑤ □ん □ん □ん

ヒント：「頓珍漢」何と読む？

解答は48ページ

問㊴の解答

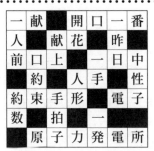

「後生大事」

三文字熟語しりとり

（例）のようにリストの漢字を空欄に入れて三字熟語の漢字でしりとりを完成させ、最後に残った漢字でできる三文字熟語をお答えください。漢字はリストの１４文字を使います。

（例）歳時記→記憶力→力仕事

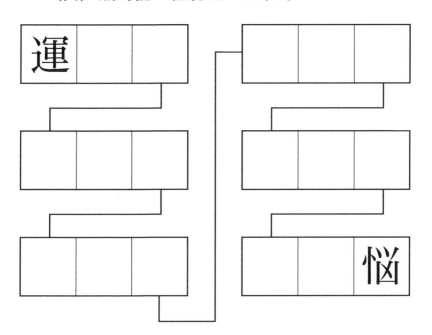

初級編

リスト	事	師	手	山	替	空	範
	案	絵	代	煩	転	品	子

解答は49ページ

①おうだんほどう　②ほわいとはうす　③きんぴらごぼう
④なんこうふらく　⑤なつめそうせき

43 4つの言葉

（例）のように、4つの言葉の上に置くと意味が通じる言葉が出来る「漢字一字」を、それぞれお考えください。

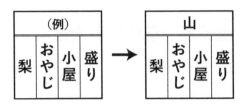

（例）			
梨	おやじ	小屋	盛り

→

山			
梨	おやじ	小屋	盛り

①

見知り	触れ	色	なじみ

②

臼	橋	畳	頭

③

弁	長	伝	舎

④

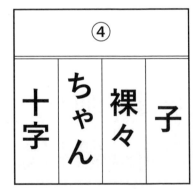

十字	ちゃん	裸々	子

解答は50ページ

解答は50ページ

問㊶の解答　①さんもんばん　②しんかんせん　③わんたんめん
④あんぜんぴん　⑤とんちんかん

どれが正しい？

①～⑤の各下線部の読みに該当する正しい漢字を、それぞれの@ⓑⓒからひとつ選んでください。

① **至難の<u>わざ</u>！**
@業　　ⓑ技　　ⓒ芸

② **鯛の<u>おかしら</u>付き！**
@御頭　　ⓑ尾頭　　ⓒ小頭

③ **君は職人の<u>かがみ</u>だ！**
@鑑　　ⓑ鏡　　ⓒ各務

④ **濡れ手で<u>あわ</u>！**
@粟　　ⓑ沫　　ⓒ泡

⑤ **嘘から出た<u>まこと</u>！**
@誠　　ⓑ実　　ⓒ信

初級編

（解答は51ページ）

問㊷の解答 運転手→手品師→師範代→代替案→案山子→子煩悩　　「絵空事」

49

都道府県名あなあきしりとり

しりとりで最後までつながるように、空欄の□にかなで都道府県名を入れてください。ただし1度使った都道府県名は2度使えません。

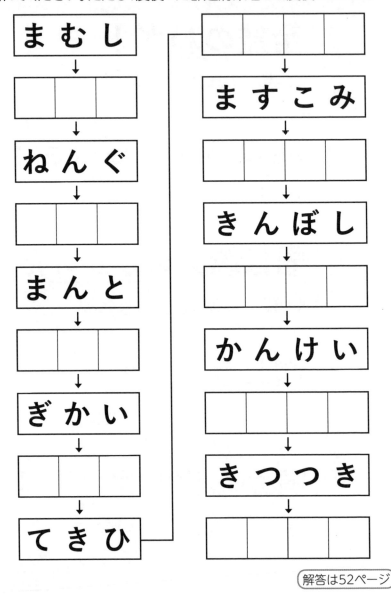

| まむし |
| ↓ |
| □□□ |
| ↓ |
| ねんぐ |
| ↓ |
| □□□ |
| ↓ |
| まんと |
| ↓ |
| □□□ |
| ↓ |
| ぎかい |
| ↓ |
| □□□ |
| ↓ |
| てきひ |

| □□□□ |
| ↓ |
| ますこみ |
| ↓ |
| □□□□ |
| ↓ |
| きんぼし |
| ↓ |
| □□□□ |
| ↓ |
| かんけい |
| ↓ |
| □□□□ |
| ↓ |
| きつつき |
| ↓ |
| □□□□ |

解答は52ページ

対義語（反対語）作成パズル

①～⑤の対義語をリストから選び作成してください。
リストの漢字は1度しか使えません。最後に残った漢字でできる四字の言葉をお答えください。

① | 迂 | 回 | ↔ | | |

② | 左 | 遷 | ↔ | | |

③ | 脱 | 退 | ↔ | | |

④ | 率 | 先 | ↔ | | |

⑤ | 緊 | 張 | ↔ | | |

初級編

リスト

弛	転	緩	入	止	行	右
随	折	直	禁	栄	加	追

解答は53ページ

問㊹の解答　①業（神業のような！とのたとえ）　②尾頭（鯛などの魚を一匹丸ごと調理したもの。尾も頭もついていることから）　③鑑（模範の意味合いから）　④粟（濡れた手で粟の実をつかむとたくさん手につくことから、苦労せずに利益を得ることのたとえ）　⑤実（嘘のつもりが、偶然真実になってしまうことから）

地がつく三文字の言葉

リストから漢字を選び、「〇〇地」という三文字の言葉を作ってください。リストの漢字は1度しか使えません。使わずに残った漢字でできる四字熟語をお答えください。

① 中　　地

② 本　　地

③ 住　　地

④ 片　　地

⑤ 依　　地

⑥ 観　　地

⑦ 遊　　地

⑧ 泥　　地

⑨ 目　　地

⑩ 所　　地

リスト

月	有	意	怙	宅	的	進
光	歩	炭	日	心	拠	園

解答は54ページ

問㊺の解答　まむし→しまね（島根）→ねんぐ→ぐんま（群馬）→まんと→とちぎ（栃木）
→ぎかい→いわて（岩手）→てきひ→ひろしま（広島）→ますこみ→みやざき（宮崎）
→きんぼし→しずおか（静岡）→かんけい→いばらき（茨城）→きつつき→きょうと（京都）

間違い漢字探し

①～⑧の三字の言葉の漢字は、どこか1字だけ間違っています。それぞれ正しい漢字に直してください。

① 下 熱 剤

② 無 作 意

③ 週 間 紙

④ 黙 否 権

⑤ 皇 大 子

⑥ 宴 遊 会

⑦ 親 不 幸

⑧ 沈 静 剤

初級編

解答は55ページ

問㊻の解答　①直行　②栄転　③加入　④追随　⑤弛緩　「右折禁止」

穴埋め計算パズル

7個の数字のピースを下の空欄にはめ込んで、計算式を正しく完成させてください。各ピースは回転させたり裏返したりできません。

	6			2
1				9
3	8			
+ 7			1	8

| 1 | | | 8 | | |

ピース:

| 3 |

| 2 | 2 |

| 7 | 1 |

| 5 | 1 |

| 4 | 5 | 6 |

| 6 | 4 |

| 4 | 2 | 3 |

解答は56ページ

問㊺の解答　①中心地　②本拠地　③住宅地　④片意地　⑤依怙地　⑥観光地　⑦遊園地　⑧泥炭地　⑨目的地　⑩所有地　　「日進月歩」

54

順番二字熟語

（例）のように、「①王女　②女子　③子女　④女王」と、矢印の向きに読んでいくと意味のある二字熟語になるように、空欄に漢字を一字入れてください。

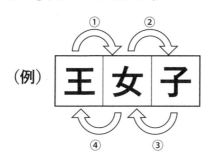

（例）

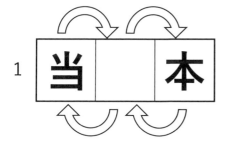

1

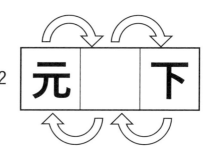

2

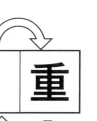

3

解答は57ページ

問⑱の解答 ①解熱剤　②無作為　③週刊誌　④黙秘権　⑤皇太子
⑥園遊会　⑦親不孝　⑧鎮静剤

2位と3位クイズ

1〜3は日本の地理のランキングです。それぞれ㋐〜㋔の候補の中から第2位と第3位をお答えください。

1. 面積の広い都道府県　1位「北海道」8万3,424平方㌔

㋐長野県　㋑岩手県　㋒福島県

㋓新潟県　㋔和歌山県

2. 長い川　1位「信濃川」367km

㋐石狩川　㋑北上川　㋒利根川

㋓天塩川　㋔釧路川

3. 大きい島　1位「択捉島」3,166平方㌔

㋐佐渡島　㋑奥尻島　㋒国後島

㋓奄美大島　㋔沖縄本島

解答は58ページ

問㊾の解答

3	6	7	1	2
1	4	5	6	9
3	8	4	2	3
+ 7	5	1	1	8
1 6	4	8	2	2

52 漢字しりとりパズル

「植物→物語→語学」のように二字熟語の前後の漢字のしりとりになるように、①②それぞれのリストから漢字を選んで空欄に入れてください。なお、リストの漢字は1度しか使えません。①②に使わずに残った漢字を組み合わせてできる言葉はなんでしょうか。

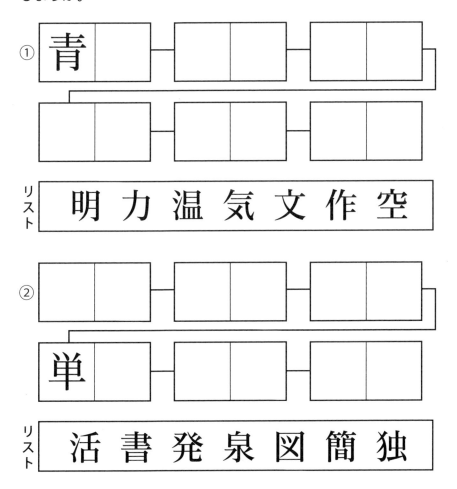

① 青 [ ][ ] [ ][ ] [ ][ ]
[ ][ ] [ ][ ] [ ][ ]

リスト　明　力　温　気　文　作　空

② [ ][ ] [ ][ ] [ ][ ]
単 [ ] [ ][ ] [ ][ ]

リスト　活　書　発　泉　図　簡　独

解答は59ページ

解答は59ページ

問⑤⓪の解答 1.日（当日・日本・本日・本当）　2.手（元手・手下・下手・手元）
3.体（液体・体重・重体・体液）

同音異義語パズル

1～3の各文章の下線部の読みの二字熟語を、各リストの漢字からそれぞれ組み合わせて作成してください。リストの漢字は1度しか使えません。それぞれ使わずに残った漢字でできる熟語をお答えください。

1. ①相手の<u>いこう</u>を聞く
   ②連休<u>いこう</u>の計画を立てる
   ③新制度に<u>いこう</u>する

リスト

| 光 | 意 | 降 | 向 |
| 移 | 威 | 以 | 行 |

2. ①責任から<u>かいほう</u>される
   ②病気が<u>かいほう</u>に向かう
   ③サークルの<u>かいほう</u>を発行する
   ④怪我人を<u>かいほう</u>する

リスト

法	解	会	放
介	快	抱	報
解	方		

3. ①不利な<u>たいせい</u>を立て直す
   ②彼女は見事に<u>たいせい</u>した
   ③社会の<u>たいせい</u>に反対する
   ④品物の<u>たいせい</u>を調べる
   ⑤準備<u>たいせい</u>を整える

リスト

生	体	態	性
大	制	胎	勢
耐	勢	体	成

解答は60ページ

問⑤1の解答 1.第2位:⑦岩手県(1万5,275平方㌔) 第3位:⑦福島県(1万3,783平方㌔)
2.第2位:⑦利根川(322km) 第3位:⑦石狩川(268km)
3.第2位:⑦国後島(1,489平方㌔) 第3位:⑦沖縄本島(1,207平方㌔)

58

「コウ」と読む漢字

①〜⑮の空欄には、すべて「コウ」と読む字が入ります。リストから正しい漢字を選び、熟語を完成させてください。リストの漢字は1度しか使えません。最後に使わずに残った漢字をお答えください。

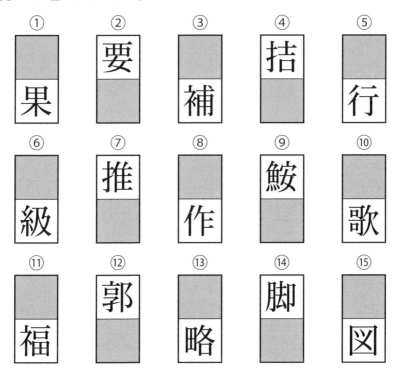

① □果　② 要□　③ □補　④ 拮□　⑤ □行

⑥ □級　⑦ 推□　⑧ □作　⑨ 鮫□　⑩ □歌

⑪ □福　⑫ 郭□　⑬ □略　⑭ 脚□　⑮ □図

リスト

耕	孝	抗	鰊	公	高	綱	攻
光	候	幸	効	好	構	校	敲

解答は61ページ

問⑫の解答　①青空→空気→気力→力作→作文→文明

②図書→書簡→簡単→単独→独活→活発　「温泉」

二字熟語作成パズル

A～Dの空欄に矢印の方向に読むと二字の言葉ができるような漢字を一字入れてください。また、その漢字を組み合わせてできる四字熟語をお答えください。

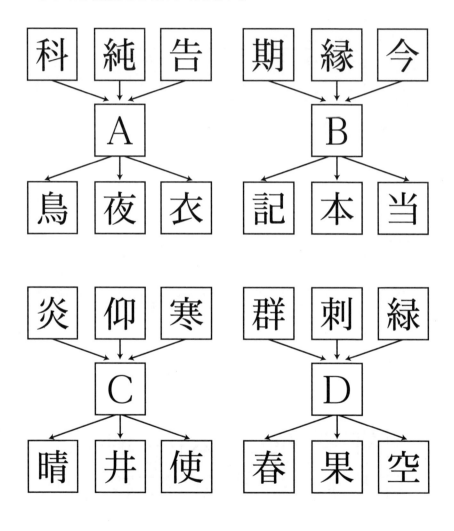

解答は62ページ

問㊻の解答 1.①意向②以降③移行（威光）

2.①解放②快方③会報④介抱（解法） 3.①体勢②大成③体制④耐性⑤態勢（胎生）

慣用句穴埋めパズル

①～⑦の空欄にリストから漢字を選び慣用句を完成させてください。各漢字は1度しか使えません。残った漢字でできる四字熟語をお答えください。

初級編

① □は□を□ぶ

② □□の□を□う

③ □つ□の□まで

④ □□って□まる

⑤ □を□て□を□ず

⑥ □さ□さも□□まで

⑦ □は□れ□は□け

リスト

寒	友	四	木	旅	森	雨	拾	彼	見	魂
降	岸	道	栗	暮	三	連	類	朝	世	地
火	三	情	子	見	中	呼	固	百	暑	朝

解答は63ページ

連続二字熟語パズル

「火→花→火→種→火（火花・花火・火種・種火）」のように、矢印の方向に読んでいくと二字熟語ができるように、リストの漢字を①～⑤の二つの空欄に入れてください。

リストの漢字は1度しか使えません。残った漢字でできる二字熟語をお答えください。

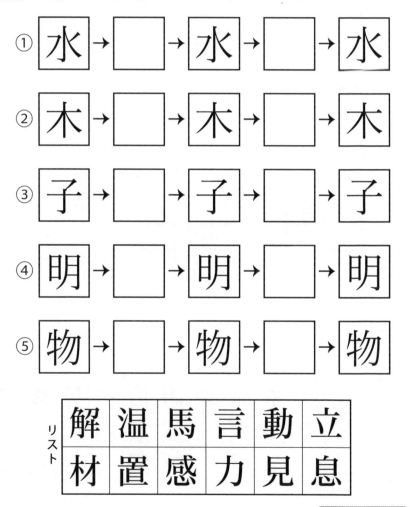

① 水 → □ → 水 → □ → 水

② 木 → □ → 木 → □ → 木

③ 子 → □ → 子 → □ → 子

④ 明 → □ → 明 → □ → 明

⑤ 物 → □ → 物 → □ → 物

	リスト					
	解	温	馬	言	動	立
	材	置	感	力	見	息

解答は64ページ

ことわざ探しパズル

①～③の四角の中のひらがなを並べ替えると、それぞれことわざがひとつずつできあがります。できあがったことわざと、①～③に使わずに残ったひらがなを組み合わせてできる言葉をお答えください。

初級編

①

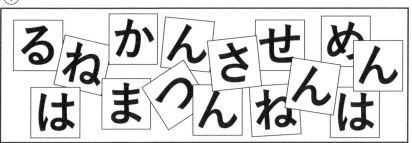

②

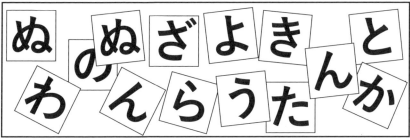

③

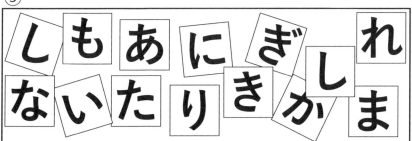

解答は65ページ

問56の解答 ①類は友を呼ぶ ②火中の栗を拾う ③三つ子の魂百まで
④雨降って地固まる ⑤木を見て森を見ず ⑥暑さ寒さも彼岸まで
⑦旅は道連れ世は情け 「朝三暮四」

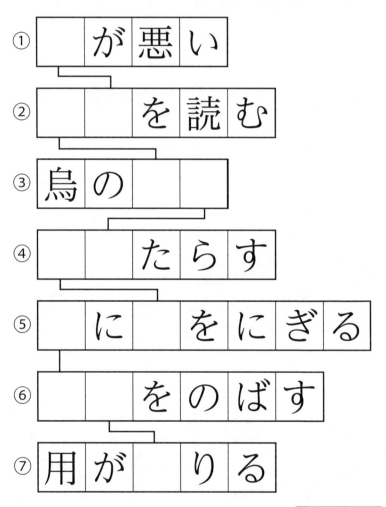

慣用句パズル

①～⑦の空欄のマスに漢字を一字入れて、それぞれ慣用句を完成させてください。線でつながったマスには同じ漢字が入ります。

① □ が 悪 い

② □ □ を 読 む

③ 烏 の □ □

④ □ □ た ら す

⑤ □ に □ を に ぎ る

⑥ □ □ を の ば す

⑦ 用 が □ り る

解答は66ページ

問㊗の解答 ①水→力 (温) →水→温 (力) →水 (水力・力水・水温・温水)
②木→立 (材) →木→材 (立) →木 (木立・立木・木材・材木)
③子→馬 (息) →子→息 (馬) →子 (子馬・馬子・子息・息子)
④明→解 (言) →明→言 (解) →明 (明解・解明・明言・言明)
⑤物→置 (見) →物→見 (置) →物 (物置・置物・物見・見物)　　　「感動」

9個の数字パズル

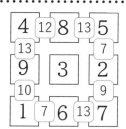

左の図のように、9個の大きなマスには、それぞれ1〜9の数字が一つずつ入ります。マスの間にある□は隣り合ったマスの数の合計を示しています。真ん中の？に入る数字をお答えください。

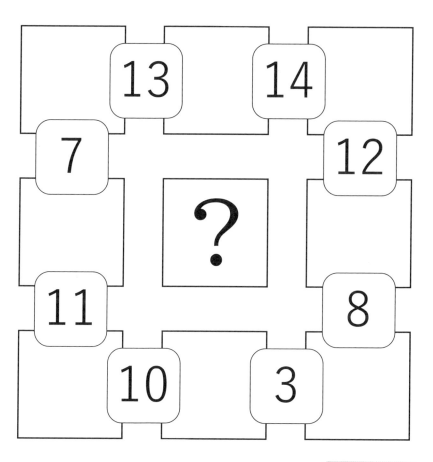

解答は67ページ

解答は67ページ

問58の解答 ① (つるはせんねん、かめはまんねん)「さ」
② (とらぬたぬきの、かわざんよう)「ん」 ③ (したしきなかにも、れいぎあり)「ま」
「さんま」

八方向パズル

（例）

袋 呂 船
邪 風 雨
台 痛 寒

例のように、まわりの漢字と組み合わせると二字の熟語になる漢字を真ん中に入れてください。①〜④の漢字を組み合わせてできる四字熟語をお答えください。

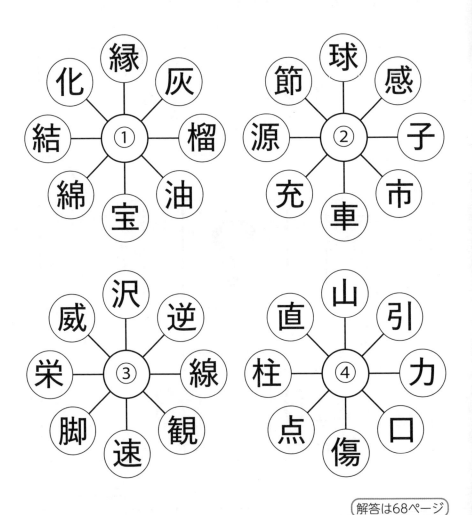

①
縁 化 灰
結 ① 榴
綿 宝 油

②
球 節 感
源 ② 子
充 車 市

③
沢 威 逆
栄 ③ 線
脚 速 観

④
山 直 引
柱 ④ 力
点 傷 口

解答は68ページ

解答は68ページ

問㊾の解答　①間が悪い　②行間を読む　③烏の行水　④汗水たらす
⑤手に汗をにぎる　⑥手足をのばす　⑦用が足りる

62

対義語パズル

（例）

商 [　] ― [　] 物

↓

商 売 ― 買 物

例のように、左右にそれぞれ二字熟語が完成するように、空欄に対義語となる漢字1字をそれぞれ入れてください。

初級編

① 勉 [　] ― [　] 点

② 光 [　] ― [　] 号

③ 座 [　] ― [　] 官

④ 引 [　] 物 ― 生 [　] 伸

⑤ 内 [　] 様 ― 代 [　] 者

解答は69ページ

問⑥⑩の解答　6

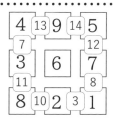

67

63 4文字の言葉作成パズル

①～⑤の読みがなをヒントにリストの漢字を組み合わせて、
それぞれ漢字4文字の言葉を作ってください。リストの漢字は
1度しか使えません。使わずに残った漢字をお答えください。

① あ○○○○○か

② い○○○○○○き

③ う○○○○○○○く

④ え○○○○○け

⑤ お○○○○こ （歴史上の人物）

貨	差	口	朝	追	号	学
分	暗	雲	江	裏	野	一
妹	一	小	入	通	夕	子

リスト

解答は70ページ

問⑥の解答 ①石 ②電 ③光 ④火 「電光石火」

68

64 四字の言葉はめ込みパズル

空欄にはリストの漢字四字の言葉のどれかが入ります。すでに入っている漢字と組み合わせると二字・三字の熟語ができます。リストの四字の言葉は1度しか使えません。使わずに残った四字の言葉をお答えください。

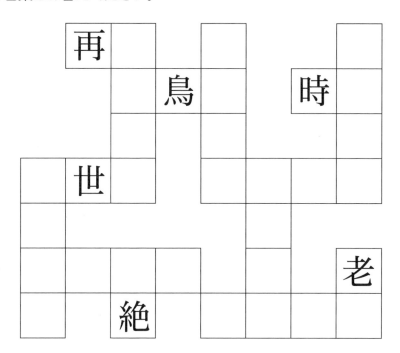

再　　　　　　

鳥　　時

世

　　　　　老

絶

リスト

新進気鋭	病理検査	三千世界
会計監査	泰然自若	手足口病
理路整然	気宇壮大	千差万別

解答は71ページ

初級編

五文字の言葉

「一般消費税（いっぱんしょうひぜい）」のように、読みの最初と最後が同じひらがなになる5文字の言葉を、リストの漢字を組み合わせて作ってください。リストの漢字は1度しか使えません。できた言葉のうち読みのひらがなの数（文字数）が一番多いものをお答えください。

リスト

唐	属	冷	科	遠
水	生	鏡	味	機
宙	一	歯	却	子
七	金	知	宇	探
土	望	辛	次	衛

解答は72ページ

解答は72ページ

問㊿の解答 ①暗号通貨（あんごうつうか）②一朝一夕（いっちょういっせき）③裏口入学（うらぐちにゅうがく）④江差追分（えさしおいわけ）⑤小野妹子（おののいもこ）　「雲」

66 漢字作成パズル

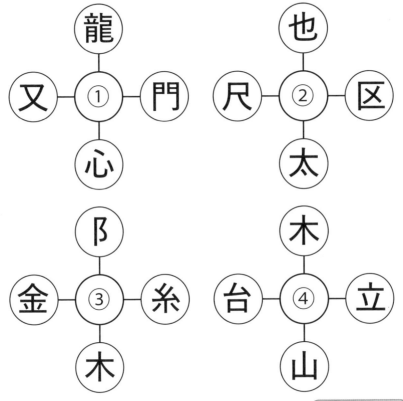

予
土—里—王
魚

例（予＋里＝野・王＋里＝理・魚＋里＝鯉・土＋里＝埋）のように、まわりの４個の文字と合わせるとそれぞれ別の漢字ができる漢字を、①〜④に入れてください。また、①〜④の漢字を組み合わせてできる四字熟語をお答えください。

龍
又—①—門
心

也
尺—②—区
太

阝
金—③—糸
木

木
台—④—立
山

初級編

解答は73ページ

問64の解答

	再	三		手			会	
		千	鳥	足		時	計	
		世		口			監	
新	世	界		病	理	検	査	
進					路			
気	宇	壮	大		整		老	
鋭		絶		泰	然	自	若	

「千差万別」

71

面積パズル

長方形の面積は、「縦の長さ×横の長さ」で求められます。下図において、すでに記入されている長さ（㎝）や面積（㎠）を参考に、**?**に入る数字をお答えください。

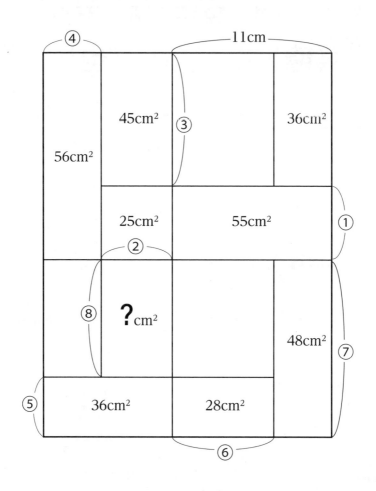

解答は74ページ

７文字しりとり

①～⑧はひらがな７文字の言葉です。しりとりでつながるように、リストから１文字づつ選んで空いたマスに入れてください。リストの文字は１度しか使えません。また、線でつながったマスには同じ文字が入ります。

ヒント：①冷たくて甘い食べ物　③祝日の一つです　⑦縁日などでみかけます。

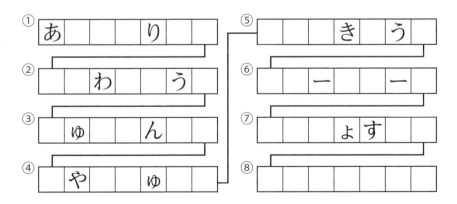

リスト

い	ひ	し	く	ぼ	そ	む
く	す	ぎ	ち	ん	し	け
から	ら	し	い	ゃ	て	ん
ぎ	ょ	ち	ぶ	ん	く	の
う	い	と	き	ょ	ー	ぎ

① | あ | | | り | | |
② | | わ | | | う | |
③ | | ゆ | | ん | | |
④ | | や | | ゆ | | |
⑤ | | | き | | う | |
⑥ | | | ー | | ー | |
⑦ | | | ょ | す | | |
⑧ | | | | | | |

解答は74ページ

解答は74ページ

73

漢字当てはめパズル

リストから漢字を選んで①～⑬のマスに入れ、3文字・4文字の言葉や熟語にしてください。同じ数字のマスには同じ漢字が入ります。リストの漢字は1度しか使えません。最後に残った漢字でできる二字熟語をお答えください。

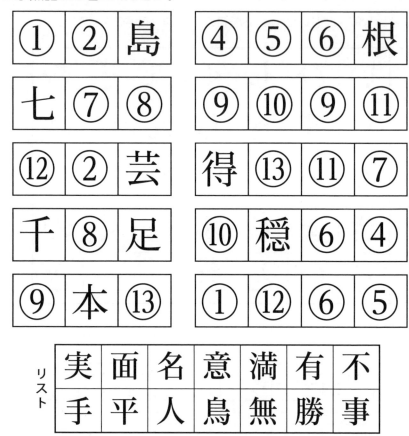

①	②	島
七	⑦	⑧
⑫	②	芸
千	⑧	足
⑨	本	⑬

④	⑤	⑥	根
⑨	⑩	⑨	⑪
得	⑬	⑪	⑦
⑩	穏	⑥	④
①	⑫	⑥	⑤

リスト

| 実 | 面 | 名 | 意 | 満 | 有 | 不 |
| 手 | 平 | 人 | 鳥 | 無 | 勝 | 事 |

解答は75ページ

問⑰の解答 ①の長さ：55㎠÷11㎝＝5㎝　②の長さ：25㎠÷5㎝＝5㎝
③の長さ：45㎠÷5㎝＝9㎝　④の長さ：56㎠÷(9㎝＋5㎝)＝4㎝
⑤の長さ：36㎠÷(4㎝＋5㎝)＝4㎝　⑥の長さ：28㎠÷4㎝＝7㎝
⑦の長さ：48㎠÷(11㎝−7㎝)＝12㎝　⑧の長さ：12㎝−4㎝＝8㎝　？＝5㎝×8㎝＝40

問⑱の解答 ①あいすくりーむ→②むぎわらぼうし→③しゅうぶんのひ→④ひやしちゅうか→⑤かていきょうし→⑥しょーとけーき→⑦きんぎょすくい→⑧いそぎんちゃく

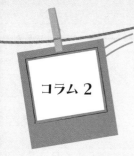

コラム 2

「脳活塾」とは

2016年、認知機能低下の予防に取り組む「脳活塾」が生まれました。塾生の皆様は、徒歩や公共交通機関を使って週1回通ってきています。

2時間の授業の最初の挨拶は、おひとり3分のスピーチタイムから始まります。何があったか、何を感じたか、それぞれ自由にお話しします。最初は人前で話をするのが苦手だった人も今では笑顔でできごとをお話してくれます。

続いて、座ったままできる手足の運動などで血流をアップし、漢字や算数のドリルのほか、パズルやクイズにチャレンジしています。問題の中には人それぞれいろいろな答えができる問題も含まれており、その答えの発表のときは笑いや拍手が起こります。

また、問題は全問に挑戦する必要はありません。間違ったと思っても、そこから新しい回答につながる場合もあります。気負わず、無理せず、ご自身のペースで楽しみながら参加していただいています。

問⑥の解答

有	人	島
七	面	鳥
名	人	芸
千	鳥	足
不	本	意

事	実	無	根
不	平	不	満
得	意	満	面
平	穏	無	事
有	名	無	実

「勝手」

中級編

頭をひねることが
多くなる中級編の45問。
誰かと一緒に解いてみると、
道が開ける！
そんなこともあるかもしれません。

文字並び替えパズル

①～⑥の円の中の文字をそれぞれ並び替えてできた言葉を、リストの漢字を組み合わせて漢字三字の言葉になおしてください。リストの漢字は1度しか使えません。使わずに残った漢字でできた熟語はなんでしょうか？

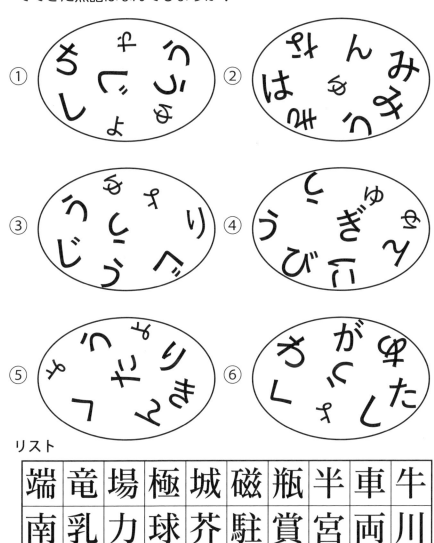

① ちょうりゅうじょし

② みかんはんばい

③ りょうしゅうじょう

④ しぎゅうびん

⑤ りきしゃえきてん

⑥ たくしょがくし

中級編

リスト

端	竜	場	極	城	磁	瓶	半	車	牛
南	乳	力	球	芥	駐	賞	宮	両	川

解答は79ページ

71 三角形の数はいくつ？

下の図の中に「三角形」は全部で何個あるでしょうか？

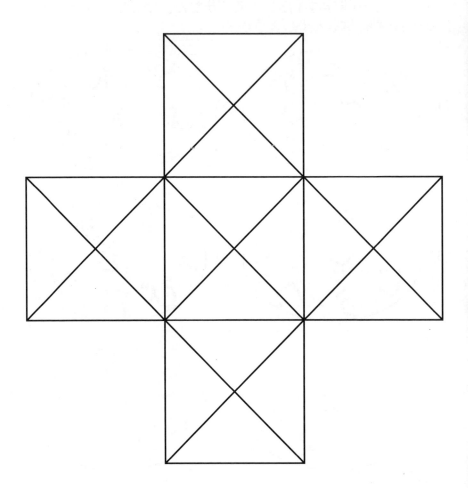

解答は80ページ

二字熟語しりとりパズル

「一致」からスタートして、各熟語のかなよみでしりとりをしながら上下左右にある隣の二字熟語に進み、ゴールの「団結」までつなげてください。それぞれの熟語は1度しか通れません。

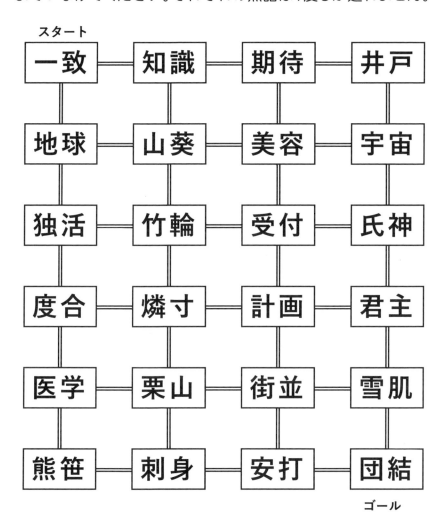

スタート

一致	知識	期待	井戸
地球	山葵	美容	宇宙
独活	竹輪	受付	氏神
度合	燐寸	計画	君主
医学	栗山	街並	雪肌
熊笹	刺身	安打	団結

ゴール

中級編

解答は81ページ

問⑦の解答 ①駐車場 ②南半球 ③竜宮城 ④牛乳瓶 ⑤両極端 ⑥芥川賞
「磁力」

しりとり二字言葉

　リストの漢字を□に入れて意味の通じる二字言葉を作ってください。（例）のように二字言葉の最初の漢字と最後の漢字は同じ漢字が入ります。また、同じ数字にも同じ漢字が入りますが、リストの漢字は1度しか使えません。

（例）

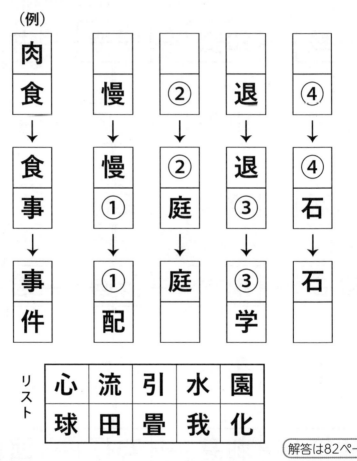

肉				
食	慢	②	退	④
↓	↓	↓	↓	↓
食	慢	②	退	④
事	①	庭	③	石
↓	↓	↓	↓	↓
事	①	庭	③	石
件	配		学	

リスト

| 心 | 流 | 引 | 水 | 園 |
| 球 | 田 | 畳 | 我 | 化 |

解答は82ページ

問⑦の解答

20個　　20個　　　8個

4個　　　　4個

合計56個

数字つなぎパズル

碁盤の目に1〜8の数字があります。1−1、2−2のように同じ数字をマス目を通るように線で結んでください。ただしマス目は斜めに進むことはできません。またすべてのマス目を通ってください。

4	8	4					
			3			3	
6						8	
7		5		6			
			1				
		5				7	
				1	2		2

解答は83ページ

中級編

一致→地球→独活（うど）→度合→医学→栗山→燐寸（まっち）
→竹輪→山葵（わさび）→美容→受付→計画→君主→雪肌→団結

しりとり四字熟語

①→②→③と四字熟語のかな読みでしりとりが続くように、空欄にリストの漢字を入れてください。リストの漢字は1度しか使えません。使わずに残った漢字でできる熟語ははなんでしょうか？

(例) 公明正大（こうめいせいだい）→一期一会（いちごいちえ）

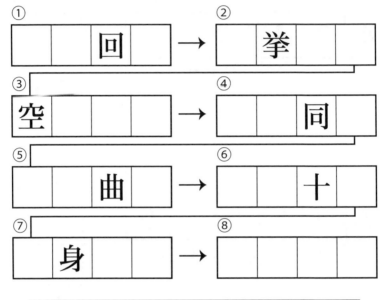

① ☐☐ 回 ☐ → ② ☐ 挙 ☐☐

③ 空 ☐☐☐ → ④ ☐☐ 同 ☐

⑤ ☐☐ 曲 ☐ → ⑥ ☐☐ 十 ☐

⑦ ☐ 身 ☐☐ → ⑧ ☐☐☐☐

リスト

舟	太	立	越	千	呉	余	世	絶
折	死	客	後	得	来	九	陽	生
両	九	紆	起	出	前	一	折	万

解答は84ページ

問㊂の解答

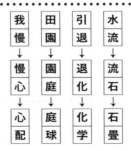

我慢 → 慢心 → 心配

田園 → 園庭 → 庭球

引退 → 退化 → 化学

水流 → 流石 → 石畳

82

はなびら四字熟語

①～④の空欄があります。各空欄の周りの漢字と組み合わせると、意味が通じる二字の熟語ができる漢字を一字入れてください。また、空欄の漢字を並び替えてできる四字熟語をお答えください。

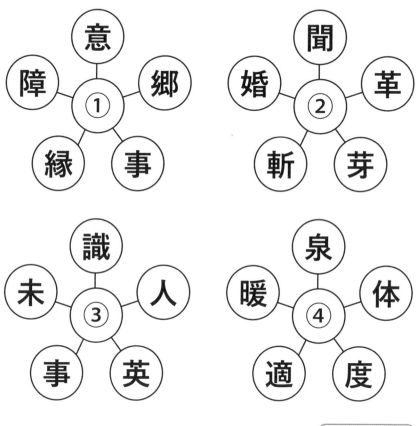

解答は85ページ

中級編

問⑭の解答

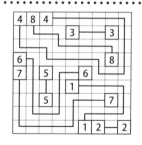

どうぶつトーナメントパズル

パンダとカバとサルとゾウとキリンとライオンがかけっこをしました。①〜⑤の勝敗結果を参考にしてA〜Fに入る動物名をお答えください。なお、トーナメント表は勝ち進むと太線になります。

① **キリンはパンダに負けました。**

② **キリンはサルに勝ちました。**

③ **カバはゾウに負けました。**

④ **ゾウはパンダに勝ちました。**

⑤ **ライオンはゾウに、二回戦で負けました。**

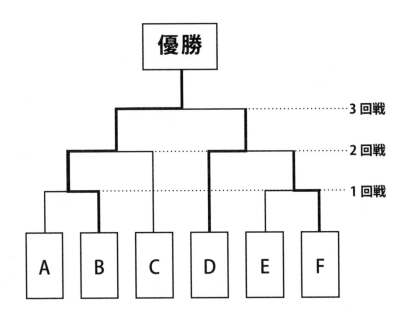

解答は86ページ

並び替え四字熟語

①〜⑤のひらがなを並び替えると四字熟語になります。それぞれできた四字熟語を漢字でお答えください。

（例）　せろりいぜん→（りろせいぜん）→理路整然

① | う | と | い | う | ご | き |

② | さ | ん | そ | も | く | に | ん |

③ | い | ち | ば | い | こ | う | か | ん |

④ | ぜ | ん | り | ょ | く | も | う | い | ち |

⑤ | ち | っ | さ | い | い | い | じ | ゅ | う |

解答は87ページ

中級編

問⑯の解答 ①故②新③知④温　「温故知新」

バラバラ二字熟語

①～④の円の中にある漢字を組み立てて、それぞれ二字の熟語を作ってください。

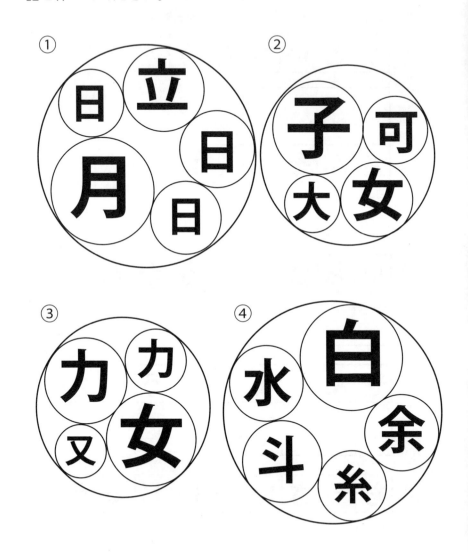

解答は88ページ

問㊆の解答 Aカバ　Bゾウ　Cライオン　Dパンダ　Eサル　Fキリン

ナインパズル

タテとヨコの各列に、1〜9の数字が必ずひとつずつ入るように、空欄のマスを埋めてください。また、太線で囲った9マスにもそれぞれ1〜9の数字が入ります。

7								2
	9		4	1	2		5	
		3				4		
	6		1		3		8	
	2			8			1	
	4		6		7		3	
		6				3		
	7		5	3	4		2	
5								1

解答は89ページ

中級編

てんてんつなぎパズル

方眼の点線上にある黒点を4個つないで長方形を1個作ってください。

長方形とはすべての角が直角（90度）であり、かつ向かい合う辺の長さが等しい四角形です。

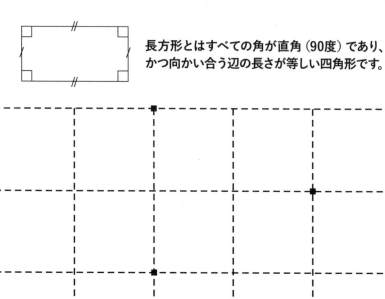

解答は90ページ

問㊆の解答 ①明暗 ②好奇 ③努力 ④斜線

正しい漢字はどっち？

①～④の各熟語の読みについて、正しい漢字をA・Bから選んでください。

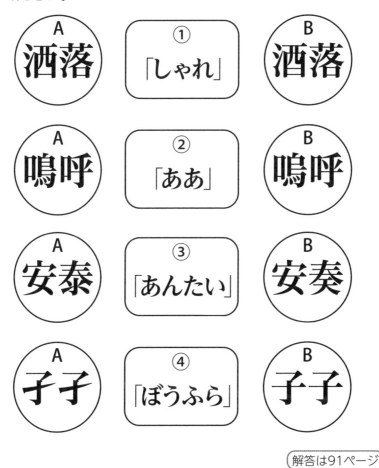

A	① 「しゃれ」	B
洒落		酒落

A	② 「ああ」	B
嗚呼		鳴呼

A	③ 「あんたい」	B
安泰		安奏

A	④ 「ぼうふら」	B
孑孑		子子

中級編

解答は91ページ

問⑧の解答

7	5	4	3	6	8	1	9	2
6	9	8	4	1	2	7	5	3
2	1	3	7	5	9	4	6	8
9	6	5	1	4	3	2	8	7
3	2	7	9	8	5	6	1	4
8	4	1	6	2	7	5	3	9
4	8	6	2	9	1	3	7	5
1	7	9	5	3	4	8	2	6
5	3	2	8	7	6	9	4	1

83 ことわざ作成パズル(合体漢字)

①～⑥のことわざが完成するようにマス目に漢字を入れてください。入れる漢字はリストの漢字を組み合わせて作ってください。リストの漢字は1度しか使えません。

① □に腹は□えられぬ

② 昔□った□□

③ 天に□する

④ 提□に□□

⑤ □□から□

⑥ □に□

リスト

丙	単	米	夫	句	里	木	金	金	又
垂	丁	午	票	火	北	康	夫	馬	立
瓜	月	勺	耳	口	竹	金	木	丁	日

解答は92ページ

問⑧⑪の解答

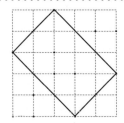

84 この呼び名、わかりますか?

1～3の呼び名をそれぞれ①～③から選び、お答えください。

1「線路の枕木の下の砂利」

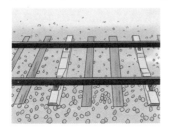

① バラスト
② ブラスト
③ ベラスト

2「爪の根元の白い部分」

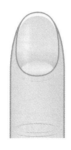

① 爪三日月
② 爪半月
③ 爪満月

中級編

3「裁判官が使う木槌」

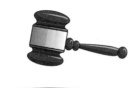

① バベル
② ガベル
③ ミゲル

解答は93ページ

ひっくりかえせる二字熟語

リストの漢字を組み合わせて、「社会」↔「会社」のように、ひっくり返しても意味が通じる二字熟語を8個作ってください。リストの漢字は1度しか使えません。使わず残った漢字でできる熟語は何でしょうか？

リスト

名	転	干	花	室
性	月	魚	器	機
鳥	温	学	根	物
力	雷	楽	人	風

解答は94ページ

あなうめ漢字パズル

　二字〜五字の意味が通じる言葉ができるように、①〜⑯のマス目にリストの漢字を入れて下さい。同じ数字には同じ漢字が入ります。リストの漢字は1度しか使えません。最後にリストに残った漢字できる四字熟語をお答えください。

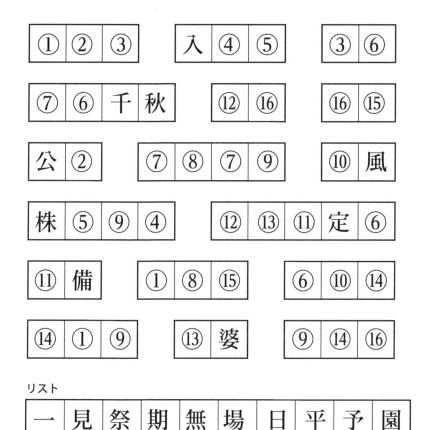

| ① | ② | ③ |

| 入 | ④ | ⑤ |

| ③ | ⑥ |

| ⑦ | ⑥ | 千 | 秋 |

| ⑫ | ⑯ |

| ⑯ | ⑮ |

| 公 | ② |

| ⑦ | ⑧ | ⑦ | ⑨ |

| ⑩ | 風 |

| 株 | ⑤ | ⑨ | ④ |

| ⑫ | ⑬ | ⑪ | 定 | ⑥ |

| ⑪ | 備 |

| ① | ⑧ | ⑮ |

| ⑥ | ⑩ | ⑭ |

| ⑭ | ① | ⑨ |

| ⑬ | 婆 |

| ⑨ | ⑭ | ⑯ |

リスト

一	見	祭	期	無	場	日	平	予	園
末	式	公	出	和	学	社	産	会	私

解答は95ページ

おなじ漢字パズル

（例）のように、空欄には二字熟語ができるように同じ漢字が入ります。①～⑤の空欄にそれぞれに入る漢字をお答えください。

（例） 牛乳 － 乳牛 － 牛肉 － 肉牛

① 身□ － □身 － □所 － 所□

② □子 － 子□ － □数 － 数□

③ 議□ － □議 － 理□ － □理

④ □年 － 年□ － □心 － 心□

⑤ 規□ － □規 － □評 － 評□

解答は96ページ

順不同：名人↔人名　根性↔性根　楽器↔器楽　物干↔干物
学力↔力学　魚雷↔雷魚　温室↔室温　転機↔機転　「花鳥風月」

二つ並んだ漢字

①～⑤の同じ漢字を２個使ったかな読みを、意味を参考にお答えください。

① 温 温　温かく気持ちの良い様子

② 交 交　色々な物事が交じり合っている様子

③ 細 細　細かいところまで行き届く様子

④ 予 予　以前から。かねてから。

⑤ 千 千　たくさん。数が非常に多いこと。

問⑯の解答

学園祭	入社式	祭日
一日千秋	出場	場末
公園	一期一会	和風
株式会社	出産予定日	
予備	学期末	日和見
見学会	産婆	会見場

「公平無私」

89 二字熟語から四字熟語へ！

矢印の方向へ読むと二字熟語ができるようにリストから漢字を選びマスを埋めてください。リストの漢字は1度しか使えません。①列と②列にできる四字熟語をそれぞれお答えください。

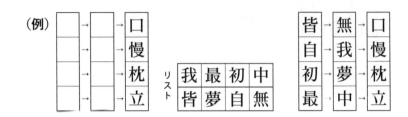

（例）　□→□→口／□→□→慢／□→□→枕／□→□→立

リスト：我 最 初 中 ／ 皆 夢 自 無

皆→無→口／自→我→慢／初→夢→枕／最→中→立

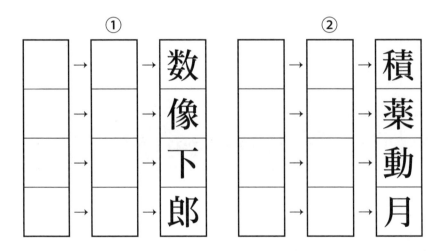

① 数 像 下 郎

② 積 薬 動 月

リスト：
仮	怪	発	躍	目	心	寒	如
天	飛	五	欠	想	外	面	奇

解答は98ページ

問87の解答　①長　②分　③論　④中　⑤定

96

慣用句パズル

①～③のそれぞれの文章の文字を入れ替えて、ヒントを参考に慣用句を作成してください。

① | ひげをそめるか |

ヒント：目立っていた物事や話題が姿を消すこと。

② | つまねるまにきれつ |

ヒント：意外なことが起こって茫然とすること。

③ | くしろいちばがいき |

ヒント：未熟で経験が少ないこと。

中級編

解答は99ページ

問88の解答 ①ぬくぬく ②こもごも ③こまごま ④かねがね ⑤ちぢ

都道府県名パズル

下の漢字を使って都道府県名を作ってください。何個の都道府県名ができるでしょうか？なお、漢字は何回でも使うことができます。

根	広	富	青	茨	梨
良	口	愛	井	歌	北
和	城	島	沖	鹿	岡
海	児	阪	山	三	香
形	高	静	道	分	神
石	福	岩	徳	熊	宮
奈	群	大	兵	川	長

解答は100ページ

問⑧⑨の解答

①

怪	→	奇	→	数
発	→	想	→	像
寒	→	天	→	下
心	→	外	→	郎

②

仮	→	面	→	積
五	→	目	→	薬
飛	→	躍	→	動
欠	→	如	→	月

98

『ん』が三つの四字の言葉

リストの漢字を組み合わせて（例）のように読みに「ん」が三つ入る四字の言葉を作ってください。リストの漢字は1度しか使えません。使わないで残った漢字でできた言葉をお答えください。

（例）　かんれいぜんせん「寒冷前線」

端	関	元	健	考	資
天	疑	断	献	心	法
寸	以	間	信	然	化
康	文	酸	準	一	半
伝	源	師	心	参	万
係	備	半	診	還	人

中級編

解答は101ページ

・・

問⑩の解答 ①かげをひそめる（影を潜める）
②きつねにつままれる（狐につままれる）　③くちばしがきいろい（くちばしが黄色い）

93

合体漢字

①～⑤のそれぞれの３個の漢字をたし算して漢字１字を作ってください。

（例）言＋五＋口＝語

① 水 ＋ 白 ＋ 糸

② 刃 ＋ 言 ＋ 心

③ 日 ＋ 竹 ＋ 門

④ 月 ＋ 皿 ＋ 日

⑤ 豆 ＋ 色 ＋ 曲

解答は102ページ

問㉑の解答 北海道　宮城　山形　福島　茨城　神奈川　富山　石川　福井　山梨　静岡　大阪　奈良　和歌山　島根　岡山　広島　山口　徳島　香川　福岡　大分　鹿児島　23都道府県

「い」のつく言葉

〇の中にかなを入れて言葉を完成させ、□にはリストから選んだ漢字を入れて漢字での表記を作成してください。なお、リストの漢字はそれぞれ1度しか使えません。最後に残った漢字でできた二字熟語をお答えください。

① い〇〇い〇〇

□□□□

① 〇い〇い〇〇い

□□□□

③ 〇い〇い〇い〇い

□□□□

④ 〇い〇〇〇〇い〇い〇いい〇

□□□□□□□

リスト

他	期	体	水	時	員	済
会	水	委	大	一	排	一
域	会	的	内	経	計	泳

解答は103ページ

問⑨の解答 以心伝心 (いしんでんしん)　酸化還元 (さんかかんげん)
天然資源 (てんねんしげん)　半信半疑 (はんしんはんぎ)
健康診断 (けんこうしんだん)　参考文献 (さんこうぶんけん)
準備万端 (じゅんびばんたん)　人間関係 (にんげんかんけい)　　　「一寸法師」

鍵パズル

　ダイヤル番号の鍵が開かなくなってしまいました。現在の番号は上から7・5・9・3です。1〜4のヒントをもとに正しいA〜Dの番号を求めてください。ただし、使われる数字は0〜9までとし、同じ数字は使われません。

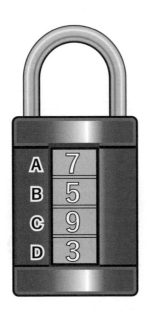

ヒント1

　すべての番号を足すと
18になります。

ヒント2

　A−B＝D−Cになります。

ヒント3

　A＝B＋C＋Dになります。

ヒント4

　どれか一つの番号はすでに正しい場所にあります。

解答は104ページ

漢字クロスワードパズル

96

タテ・ヨコに意味のある言葉ができるように、リストの漢字を数字のマスに入れてください。同じ数字のマスには同じ漢字が入ります。リストの各漢字は1度しか使えません。使わずに残った漢字でできる言葉をお答えください。

消	③	剤	■	秘	■	低
■	粧	■	①	④	■	①
炭	②	③	物	■	砂	⑤
③	■	学	■	⑦	■	政
■	⑩	■	⑥	為	⑥	④
⑧	⑪	口	⑫	■	⑤	■
②	■	①	■	電	⑨	③

リスト

子	病	題	金	手	利	水
作	策	襟	無	化	話	足

解答は105ページ

97 四字熟語穴埋めパズル

①～⑬のマスにリストから選んだ漢字を入れて、四字熟語を完成させてください。なお、同じ番号には同じ漢字が入ります。また、リストの漢字は1度しか使えません。

リスト

盛勝三栄舌心一手共寸者衰先

⑦
① 練 ① 管

⑦
② ③ ④ ⑤

⑦
④ ⑥ ④ 様

㋑
③ ① 必 ⑦

㋒
⑧ 枯 ⑨ ⑩

㋐
得 ① ⑦ ①

㋕
⑨ ⑥ 必 ⑩

㋖
⑪ 口 両 ②

㋗
⑪ ⑤ 丹 ⑫

㋘
⑬ 存 ⑬ ⑧

解答は106ページ

問⑨の解答　A＝9　B＝5　C＝0　D＝4

『い』が三つある四字熟語

例のように、読みに「い」が三つある四字熟語を、リストから漢字を選んで8個作ってください。各漢字が使えるのは1度だけです。最後に使わないで残った漢字でできる言葉をお答えください。

（例）　「財政再建」（ざいせいさいけん）

一	体	計	精	切	医
泳	員	大	一	再	公
療	神	明	生	閥	内
民	菜	体	合	汁	生
正	財	会	衛	水	切
生	大	一	時	解	委

中級編

解答は107ページ

問96の解答

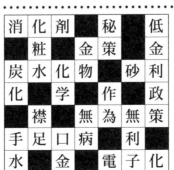

「話題」

しりとり4文字言葉

　例のように、四字熟語の読みがしりとりになるように、①～⑧の空欄に下のリストから漢字を選んで入れてください。各漢字が使えるのは1度だけで、余る漢字はありません。

（例）**公明正大**（こうめいせいだ**い**）→**一期一会**（**い**ちごいち**え**）
　　→**栄枯盛衰**（**え**いこせいすい）

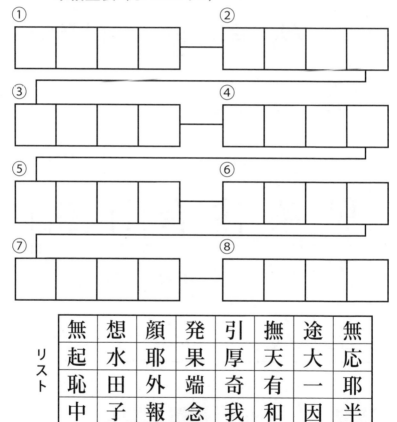

① □□□□ ─ ② □□□□

③ □□□□ ─ ④ □□□□

⑤ □□□□ ─ ⑥ □□□□

⑦ □□□□ ─ ⑧ □□□□

リスト

無	想	顔	発	引	撫	途	無
起	水	耶	果	厚	天	大	応
恥	田	外	端	奇	有	一	耶
中	子	報	念	我	和	因	半

解答は108ページ

問⑰の解答

㋐	㋑	㋒	㋓	㋔	㋕	㋖	㋗	㋘	㋙
手	舌	三	先	栄	得	盛	一	一	共
練	先	者	手	枯	手	者	口	寸	存
手	三	三	必	盛	勝	必	両	丹	共
管	寸	様	勝	衰	手	衰	舌	心	栄

どこで区切りますか?

A～Dの外来語は、いずれも二つの言葉が合成されたものです。
それぞれどこで区切りますか?正しい番号を選んでください。

A. テレビジョン

① テ・レビジョン
② テレ・ビジョン
③ テレビ・ジョン
④ テレビジョ・ン

B. ヘリコプター

① ヘ・リコプター
② ヘリ・コプター
③ ヘリコ・プター
④ ヘリコプ・ター

中級編

C. プエルトリコ

① プ・エルトリコ
② プエ・ルトリコ
③ プエル・トリコ
④ プエルト・リコ
⑤ プエルトリ・コ

D. キリマンジャロ

① キ・リマンジャロ
② キリ・マンジャロ
③ キリマ・ンジャロ
④ キリマン・ジャロ
⑤ キリマンジャ・ロ

解答は109ページ

問98の解答 民生委員(みんせいいいん)　再生医療 (さいせいいりょう)
財閥解体 (ざいばつかいたい)　体内時計 (たいないどけい)　一切合切 (いっさい
がっさい)　精神衛生 (せいしんえいせい)　一汁一菜 (いちじゅういっさい)
公明正大 (こうめいせいだい)　「水泳大会」(すいえいたいかい) 「い」が<u>4個</u>入ってるため

組み入れ二字熟語

　例のように1～4の各①②の四角の中に同じ漢字を1字組み入れて、それぞれ二字熟語を作ってください。熟語の下の〇にはよみがなが入ります。

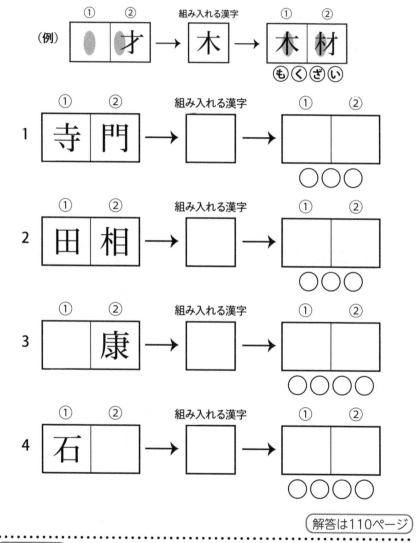

（例）

①	②

才 → 木 → 木材
　　　　　　もくざい

1　寺　門　→　□　→　□　□
　　　　　　　　　　　　〇〇〇

2　田　相　→　□　→　□　□
　　　　　　　　　　　　〇〇〇

3　　　康　→　□　→　□　□
　　　　　　　　　　　　〇〇〇〇

4　石　　　→　□　→　□　□
　　　　　　　　　　　　〇〇〇〇

組み入れる漢字

解答は110ページ

解答は110ページ

問⑨の解答　①がでんいんすい（我田引水）→②いちねんほっき（一念発起）
→③きそうてんがい（奇想天外）→④いんがおうほう（因果応報）
→⑤うやむや（有耶無耶）→⑥やまとなでしこ（大和撫子）
→⑦こうがんむち（厚顔無恥）→⑧ちゅうとはんぱ（中途半端）

102 監視カメラパズル

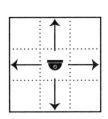

これから防犯のための監視カメラを設置します。カメラが監視できるのは、左の図のように、設置した部屋と、点線で仕切られた上下左右方向の部屋（複数可）です。斜めの位置にある部屋と太線の壁の先は監視できません。下の図の36個の部屋すべてを監視するには、最低何個の監視カメラが必要でしょうか？

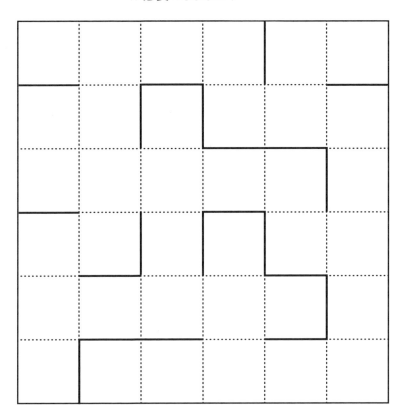

中級編

解答は111ページ

8個のかけらで二字熟語

　下のA、Bには漢字のかけらが8個ずつあり、例のように4個のかけらで1字ができます。A、Bそれぞれ二字熟語を作ってください。ただし、かけらは1度しか使えません。

（例）

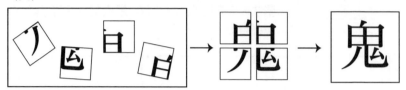

A

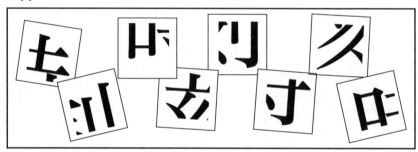

B

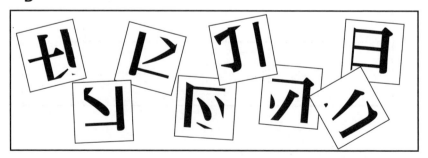

解答は112ページ

問⑩の解答　1.「日」時間（じかん）　2.「心」思想（しそう）
3.「米」米糠（こめぬか）　4.「山」（岩山）

組み合わせ「手偏」パズル

リストから漢字を選び①〜⑧の漢字の読みがなになるように組み合わせてください。ただし、漢字は1度しか使えません。また、残った漢字でできる二字の熟語をお答えください。

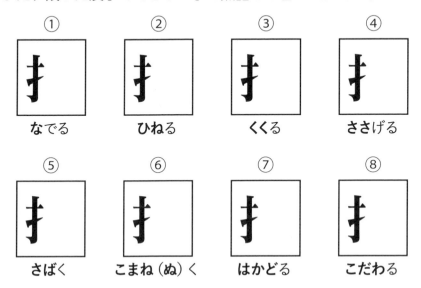

① なでる　② ひねる　③ くくる　④ ささげる

⑤ さばく　⑥ こまね (ぬ) く　⑦ はかどる　⑧ こだわる

中級編

リスト

念	奉	甲	別	句
申	共	無	歩	舌

解答は113ページ

問⑩²の解答

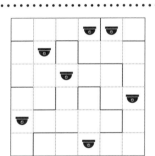

合計7個

網の目二字熟語パズル

矢印の方向に二字熟語ができるようにリストから漢字を選んで空欄に入れてください。ただし、漢字は1度しか使えません。使わずに残った漢字でできる言葉をお答えください。

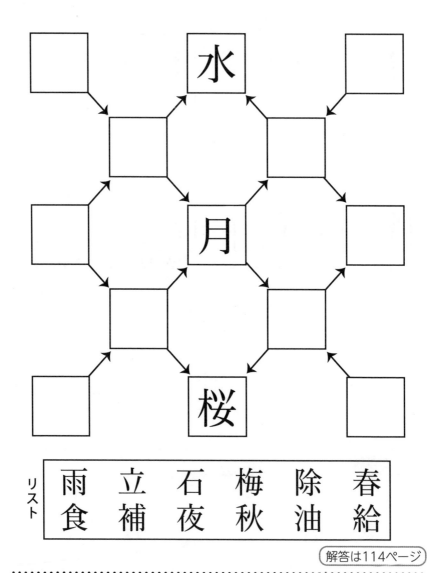

リスト

| 雨 | 立 | 石 | 梅 | 除 | 春 |
| 食 | 補 | 夜 | 秋 | 油 | 給 |

解答は114ページ

問⑩の解答 A「時刻」 B「指図」

106 目がつく三字熟語

リストから漢字を選び①～⑥のマスに入れて、「三枚目」のように最後に「目」がつく三字熟語を作ってください。下の読みがながヒントになります。リストの漢字は1度しか使えません。使わずに残った漢字でできる二字熟語は何でしょう？

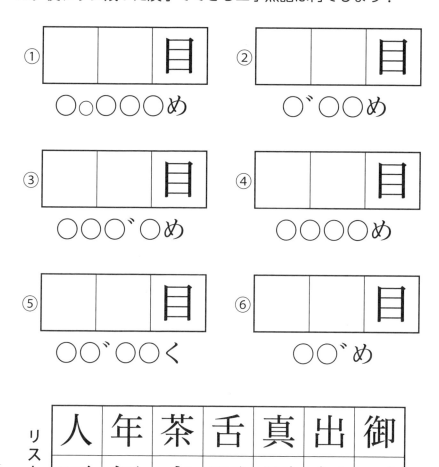

① 目
○○○○○め

② 目
○゛○○め

③ 目
○○○゛○め

④ 目
○○○○め

⑤ 目
○○゛○○く

⑥ 目
○○゛め

リスト

人	年	茶	舌	真	出	御
面	鱈	素	百	題	紅	平

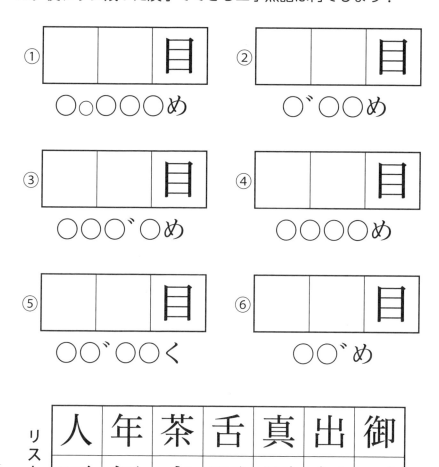

解答は115ページ

問⑭の解答 ①撫でる ②捻る ③括る ④捧げる ⑤捌く ⑥拱く ⑦捗る ⑧拘る 「甲申」（こうしん・きのえさる）

113

難読漢字しりとり

①～⑮の漢字の言葉を、読みが「しりとり順」となるように並べてください。最後にしりとりに使わないで残った漢字をお答えください。

① 蜘蛛　② 青梗菜　③ 時化

④ 饂飩　⑤ 玉蜀黍　⑥ 海獺

⑦ 燐寸　⑧ 無花果　⑨ 蒲

⑩ 柿　⑪ 甲冑　⑫ 辣韮

⑬ 怪我　⑭ 土竜　⑮ 生糸

解答は116ページ

問⑩の解答　石油

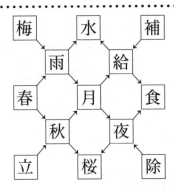

同音異義語パズル

リストから漢字を選び①〜⑧の空欄に同音異義語になるような二字熟語を完成させてください。リストの漢字は1度しか使えません。最後に使わずに残った漢字でできた四字熟語をお答えください。

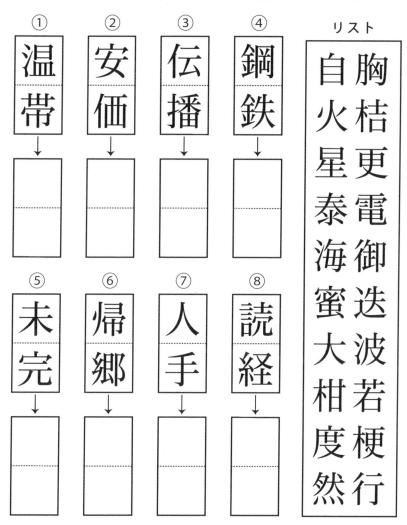

① 温帯　→　□
② 安価　→　□
③ 伝播　→　□
④ 鋼鉄　→　□
⑤ 未完　→　□
⑥ 帰郷　→　□
⑦ 人手　→　□
⑧ 読経　→　□

リスト

胸　桔　更　電　御　迭　波　若　梗　行
自　火　星　泰　海　蜜　大　柑　度　然

中級編

解答は117ページ

解答は117ページ

問106の解答　①百年目　②出鱈目　③舌平目　④素人目　⑤御題目　⑥真面目
「紅茶」

干支サイコロパズル

　①②の展開図を組み立ててサイコロを作りました。それぞれ図のように置いたとき、干支が見えている面の裏側の干支がどのように見えるかお答えください。

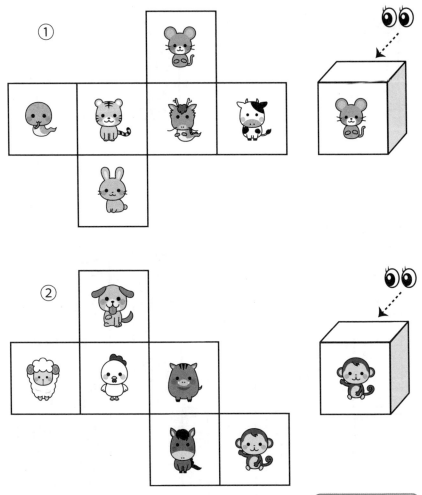

解答は118ページ

解答は118ページ

問⑩の解答 ⑮生糸 (きいと) →⑤玉蜀黍 (とうもろこし) →③時化 (しけ)
→⑬怪我 (けが) →⑨蒲 (がま) →⑦燐寸 (まっち) →②青梗菜 (ちんげんさい)
→⑧無花果 (いちじく) →①蜘蛛 (くも) →⑭土竜 (もぐら) →⑥海獺 (らっこ)
→⑩杮 (こけら) →⑫辣韮 (らっきょう) →④饂飩 (うどん) 　⑪「甲冑」(かっちゅう)

116

おなじへんの漢字

例のように、①～④の各漢字にそれぞれ同じへんをつけると、別の漢字ができあがります。できあがった漢字を①～④から一つずつ選び、組み合わせてできる四字熟語をお答えください。

（例）　（寸・反・毎・市・兆）
　　　→それぞれに「木」へんをつけると（村・板・梅・柿・桃）

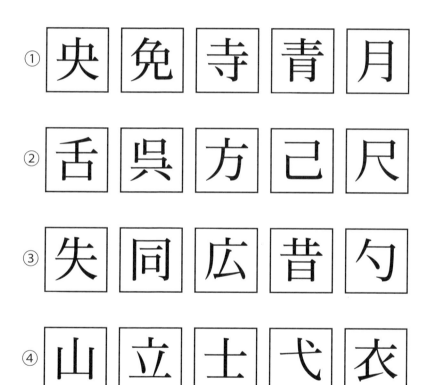

① 央　免　寺　青　月

② 舌　呉　方　己　尺

③ 失　同　広　昔　勺

④ 山　立　土　弋　衣

解答は119ページ

中級編

問⑩の解答 ①御大（おんたい）　②行火（あんか）　③電波（でんぱ）
④更迭（こうてつ）　⑤蜜柑（みかん）　⑥桔梗（ききょう）　⑦海星（ひとで）
⑧度胸（どきょう）「泰然自若」

117

3文字の言葉しりとり

①〜⑫は3文字の言葉のよみがながしりとりでつながっています。文字数をヒントにリストから漢字を選んで3文字の言葉を作り、最初の①に入る言葉を漢字でお答えください。また、使わずに残った漢字でできる言葉をお答えください。

① ○○○○○○

② ○き○ざ○

③ ○○ん○

④ ○け○○

⑤ ○う○う○

⑥ ○ぶ○○

⑦ ○い○く○○

⑧ ○ら○

⑨ ○○○ょ○づ○

⑩ ○んこ○○

⑪ ○ば○ょ○

⑫ 有頂天

リスト

味	馬	細	月	楽	鏑	連	部	好
頂	爺	猫	倶	仏	間	名	見	工
酒	評	一	流	好	小	三	伯	髪
下	毛	高	下	外	面	楽	乱	馬

解答は120ページ

漢字クロスワードパズル

リストから漢字を選び、縦または横方向に二〜四文字の言葉ができるように空欄を埋めてください。各漢字は1度しか使えません。使わずに残った漢字でできる言葉をお答えください。

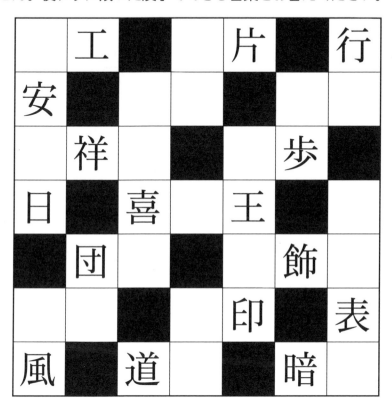

中級編

リスト

品	天	京	水	認	劇
破	扇	牛	示	標	吉 地
進	宝	公	談	目	

解答は121ページ

問⑩の解答 ① (映・晩・時・晴・明) ② (話・誤・訪・記・訳) ③ (鉄・銅・鉱・錯・釣)
④ (仙・位・仕・代・依) 「時代錯誤」

三字熟語パズル

①～⑩の空いたマスにリストから漢字を入れ、「姉御肌」のように体にまつわる漢字が入った三字熟語を完成させてください。リストの各漢字は1度しか使えません。残った漢字でできる四字熟語をお答えください。

① □ 骨 □

② □ □ 髪

③ 耳 □ □

④ □ □ 足

⑤ 胸 □ □

⑥ 首 □ □

⑦ □ 口 □

⑧ 目 □ □

⑨ □ □ 尻

⑩ 手 □ □

リスト

猪	頂	雲	千	薬	水	問	一
学	葉	検	言	用	真	煉	見
流	算	論	間	実	才	鳥	行

解答は122ページ

問⑪の解答 ①間一髪（かんいっぱつ）②月見酒（つきみざけ）③外連味（けれんみ）
④三毛猫（みけねこ）⑤好好爺（こうこうや）⑥流鏑馬（やぶさめ）
⑦名伯楽（めいはくらく）⑧倶楽部（くらぶ）⑨仏頂面（ぶっちょうづら）
⑩乱高下（らんこうげ）⑪下馬評（げばひょう）　「小細工」

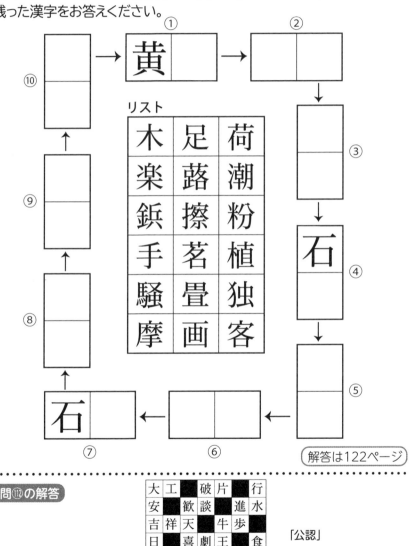

2文字の言葉しりとり

「進学（しんがく）→口笛（くちぶえ）」のように、2字の言葉の読みがながしりとり順につながるように、①〜⑩の空いたマスにリストの漢字を選んで入れてください。各漢字は1度しか使えません。最後に使わずに残った漢字をお答えください。

①
黄

②

⑩

③

リスト

木	足	荷
楽	蕗	潮
鋲	擦	粉
手	茗	植
騒	畳	独
摩	画	客

石
④

⑨

⑤

⑧

石
⑦

⑥

中級編

解答は122ページ

解答は122ページ

問⑫の解答

大	工	■	破	片	■	行
安	■	歓	談	■	進	水
吉	祥	天	■	牛	歩	■
日	■	喜	劇	王	■	食
■	団	地	■	宝	飾	品
京	扇	■	目	印	■	表
風	■	道	標	■	暗	示

「公認」

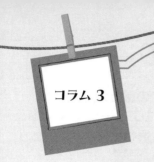

コラム 3

脳活塾とシーズネット

　「脳活塾」は、認定NPO法人シーズネットの事業のひとつです。シーズネットは、「役割づくり」「居場所づくり」「仲間づくり」「支えあい」をキーワードに活動している団体で、脳活塾が学校形式をとっているのも「仲間づくり」や「役割づくり」から来るものです。

　授業が始まる前のワイソイとした空間では、「元気だった？」「こんなことがあってさ〜」「あそこのケーキおいしかったよ！」など、塾生の皆さんは話に花を咲かせています。体操や問題などの授業も大切にしていますが、集いの中で他者とコミュニケーションを取ること自体が社会参加や居場所づくりであり、生きがいづくりのひとつとなっています。

　地方で行った「出張脳活塾」において、配られた問題用紙が真っ白なままの方がいました。聞いてみると、ご自身もサロンで脳トレをおこなっており、進行方法や問題の作成を参考にしたいとのこと。このできごとをきっかけに、「入門編」ができました。脳トレに携わっているリーダー的な方々に、問題作成のポイントや進め方の参考としていただければ幸いです。

問⑬の解答 ①真骨頂 (しんこっちょう)　②間一髪 (かんいっぱつ)
③耳学問 (みみがくもん)　④千鳥足 (ちどりあし)　⑤胸算用 (むなざんよう)
⑥首実検 (くびじっけん)　⑦猪口才 (ちょこざい)　⑧目論見 (もくろみ)
⑨言葉尻 (ことばじり)　⑩手薬煉 (てぐすね)　　「行雲流水」

問⑭の解答 ①黄粉 (きなこ) →②独楽 (こま) →③摩擦 (まさつ) →④石蕗 (つわぶき)
→⑤客足 (きゃくあし) →⑥潮騒 (しおさい) →⑦石畳 (いしだたみ) →⑧茗荷 (みょうが)
→⑨画鋲 (がびょう) →⑩植木 (うえき)　　「手」

北海道編

北海道にまつわる
10問を集めてみました。
地図を広げて、
北海道一周旅行気分を楽しみながら
チャレンジしてくださいね。

北海道市町村名合体漢字

「木＋し＋巾＋日＋光＝札幌」のように、①～⑤の漢字に、A～Dのリストから文字を1字ずつ組み合わせて北海道の市町村名を作ってください。下のヒントは市町村名の読みです。各リストの文字は1度しか使えません。使わずに残った文字を組み合わせてできる市町村名は何でしょうか?

	①	②	③	④	⑤
	元	尺	付	月	東

A	⧾ 可 子 口 女 石

B	广 氵 牛 冖 名 宀

C	大 寸 至 川 山 未

D	北 言 見 門 卜 宀

ヒント：①し○○○○　②○わ○○○　③○○ね○○
④○○○し　⑤○○○ん

解答は126ページ

漢字表記の国名

下記の漢字で表した国名を文字数をヒントにカナでお答えください。また、①～⑨の濃い□の部分のカナを続けて読むと、北海道にゆかりの深い、ある人物が浮かんできます。

① 馬来西亜

② 博茨瓦納

③ 沙地亜剌比亜

④ 濠太剌利

⑤ 坦桑尼亜

⑥ 馬其頓

⑦ 新嘉坡

⑧ 塞浦路斬

⑨ 瑞典

解答は127ページ

北海道編

路線図パズル

みゆうちゃんといぶきちゃんは、電車に乗っておばあちゃんのところまでお使いに行くことになりました。料金は2人が往復して、合計7,600円合計がかかったそうです。はたして何駅と何駅の間を往復したのでしょうか？乗車駅・通過駅・降車駅をお答えください。各駅間の料金は2人分の料金を示しています。

ただし、乗車駅と降車駅は五十音順でお答えください。また、料金には特急・座席指定料金等は含まれているものとします。

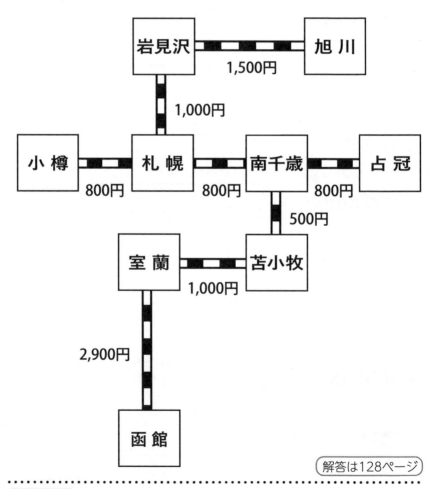

解答は128ページ

問⑮の解答 ①占冠（しむかっぷ）　②岩見沢（いわみざわ）　③訓子府（くんねっぷ）
④妹背牛（もせうし）　⑤室蘭（むろらん）　「名寄」

言葉の由来三択クイズ

1 ～ 3 の各問題の言葉の正しいと思う由来を選んでください。

1.「ほうほうの体」で逃げたの「ほうほう」とは？

① 方法もなく逃げたから

② 急に逃げてハァハァ息が荒くなった様子から

③ 這いつくばって逃げたから

2.「今金町」の町名の由来とは？

① 昔、大判小判がざくざく出てきたから

② 開拓功労者である「今村さん」と「金森さん」から

③ 金 (キン) 今 (コン) 冠 (カン) といい音が鳴ったから

3.「土壇場」の由来となった場所とは？

① 崖

② 処刑場

③ 奉行所

解答は129ページ

問⑯の解答 ①マレーシア　②ボツワナ　③サウジアラビア　④オーストラリア
⑤タンザニア　⑥マケドニア　⑦シンガポール　⑧キプロス　⑨スウェーデン
人名：松浦武四郎

北海道市町村パズル

下のリストから下線部の町村読みを、縦・横・斜めにつなぎあわせながら探してください。読む方向は上下・左右関係ありませんが、文字数に関係なく一直線になるように読んでください。また、最後に余った文字でできる言葉をお答えください。

い	う	さ	と	ま	こ	ま	い	ろ	き
な	お	り	ま	た	か	す	ょ	て	も
え	と	す	ゅ	に	す	し	し	り	べ
も	い	し	っ	う	あ	お	く	ま	つ
か	ね	む	お	つ	ぴ	っ	ぷ	と	ち
る	っ	か	う	す	ら	え	な	な	う
す	ぷ	っ	む	う	も	せ	う	し	り
つ	り	ぷ	す	つ	べ	う	そ	ま	し
ま	し	け	い	え	び	い	ま	か	ね

足寄町　今金町　雨竜町　雄武町　神恵内村

音威子府村　喜茂別町　占冠村　知内町

寿都町　壮瞥町　鷹栖町　様似町　苫小牧市

天塩町　泊村　七飯町　美瑛町　比布町

増毛町　妹背牛町　羅臼町　留寿都村

解答は130ページ

問⑩の解答 旭川⇔岩見沢⇔札幌⇔南千歳⇔苫小牧

(1,500円＋1,000円＋800円＋500円)×2＝7,600円

北海道市町村名しりとり

下の12の市町村名をしりとり順にスタートからゴールまで途切れないように並べてください。さて、7番目に来る市町村はどこでしょう？

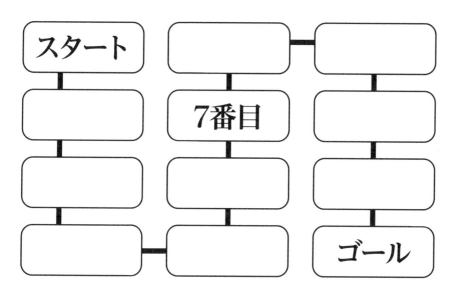

スタート

7番目

ゴール

陸別　稚内　今金
むかわ　遠軽　留萌
根室　赤井川　月形
和寒　滝上　石狩

解答は131ページ

北海道編

問⑪⑧の解答　1. ③漢字で書くと「這う這うの体」になります。

2. ②明治26年に入植した今村藤次郎さんと金森石郎さんの名字からきています。

3. ②処刑場　土を盛って築いた檀の場所「土壇場」で罪人の刑を執行する「刑場」を意味する。さらにその意味が転じ、どうにもならない状況や最後の場面という意味になりました。

北海道市町村しりとり

①～⑮の空欄にリストの漢字を入れてそれぞれ現在の北海道の市町村名を作ってください。ただし、かな読みのしりとりが最後まで続くようにお考えください。リストの漢字は1度しか使えません。⑦には特別天然記念物タンチョウとなじみの深い市町村名が入ります。残った漢字でできる市町村名は何でしょうか?

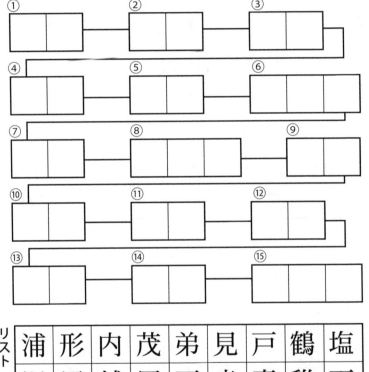

リスト

浦	形	内	茂	弟	見	戸	鶴	塩
沢	屈	越	居	天	幸	喜	稚	石
牧	置	篠	豊	別	島	狩	蘭	岩
枝	津	陸	滝	新	月	子	上	別

解答は132ページ

問⑲の解答 ①占冠 (しむかっぷ) ②岩見沢 (いわみざわ) ③訓子府 (くんねっぷ) ④妹背牛 (もせうし) ⑤室蘭 (むろらん) 「名寄」

130

漢字クロスワードパズル

リストから漢字を選び、縦または横方向に二〜四文字の熟語ができるように空欄を埋めてください。漢字は1度しか使えません。完成するとパズルの中のどこかに北海道の市町村名ができますのでお答えください。

際		■	斬		奇	
■	定		■	聞	■	糸
	■	格			会	■
工		■		■		
■	家		人		■	礬
牛	■	料	■		■	
	母		傘	■		域

リスト

新	日	明	作	抜	広
乳	差	帯	出	限	大
釈	足	規	給	社	袋

解答は133ページ

問⑫の解答 赤井川 (あかいがわ) →和寒 (わっさむ) →鵡川 (むかわ) →稚内 (わっかない)

→石狩 (いしかり) →陸別 (りくべつ) →月形 (つきがた) →滝上 (たきのうえ)

→遠軽 (えんがる) →留萌 (るもい) →今金 (いまかね) →根室 (ねむろ)　**7番目は月形町**

北海道編

読み入れ替えパズル

①～⑧の三字熟語の読みを矢印の下のマスへ書き入れてください。上から三番目のマスに入った文字を入れ替えると、北海道のある山の名前になります。その名前を漢字でお答えください。

①	②	③	④	⑤	⑥	⑦	⑧
前哨戦	破落戸	端境期	五月雨	内弁慶	偉丈夫	破廉恥	居丈高

解答は134ページ

問⑫の解答 ①天塩（てしお）　②置戸（おけと）　③豊浦（とようら）
④蘭越（らんこし）　⑤島牧（しままき）　⑥喜茂別（きもべつ）　⑦鶴居（つるい）
⑧岩見沢（いわみざわ）　⑨稚内（わっかない）　⑩石狩（いしかり）　⑪陸別（りくべつ）
⑫月形（つきがた）　⑬滝上（たきのうえ）　⑭枝幸（えさし）　⑮新篠津（しんしのつ）
「弟子屈」（てしかが）

132

北海道市町村パズル

「利尻町（りしり町）」のように、読みで同じひらがなを2度使う市町村名を、リストの漢字を組み合わせて16個作ってください。各漢字は1度しか使えません。

問題Ⓐ＝できあがった市町村名を五十音順に並べたときに、最後から5番目に来る市町村名をお答えください。

問題Ⓑ＝使わずに残った漢字を部首として組み合わせるとできる市町村名をお答えください。

リスト

良	少	空	苫	尻	前
士	雨	富	津	川	内
篠	牧	別	臼	七	富
内	川	利	中	野	苫
小	飯	南	竜	島	岩
札	前	石	豊	津	新
浦	上	松	牧	富	大

解答は134ページ

問⑫の解答

際	限	■	斬	新	奇	抜
■	定	規	■	聞	■	糸
大	■	格	差	社	会	■
工	作	■	出	■	釈	明
■	家	給	人	足	■	蠻
牛	■	料	■	袋	帯	■
乳	母	日	傘	■	広	域

「帯広」

北海道編

133

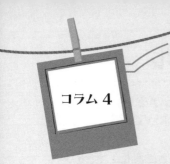

コラム4

大切な3つのポイント！

「無理せず！」

ご自分のペースで。

「気にせず！」

間違っても、わからなくても気にせずに！
チャレンジする気持ちが大切です。

「我慢せず！」

体調が悪かったり、心配なことがあるときは、
我慢せずに休みましょう！

問⑫の解答　①ぜんしょうせん　②ごろつき　③はざかいき　④さみだれ
⑤うちべんけい　⑥いじょうぶ　⑦はれんち　⑧いたけだか　しょかんべつだけ「暑寒別岳」

問⑫の解答　①岩内（いわない）　②浦臼（うらうす）　③雨竜（うりゅう）
④大空（おおぞら）　⑤上川（かみかわ）　⑥島牧（しままき）　⑦新篠津（しんしのつ）
⑧津別（つべつ）　⑨苫小牧（とまこまい）　⑩苫前（とままえ）　⑪豊富（とよとみ）
⑫中札内（なかさつない）　⑬七飯（ななえ）　⑭松前（まつまえ）　⑮南富良野（みなみふらの）
⑯利尻富士（りしりふじ）　Ⓐ「中札内」　Ⓑ石＋少＋川「砂川」

上級編

脳トレの仕上げの珠玉の23問！
難易度はかなり高めです。
辞書を片手に、
さあ、レッツトライ！

入門編

初級編

中級編

北海道編

上級編

難読漢字（食べ物編）

①〜⑧の漢字の読みをお答えください。

① 饂飩　　　（　　　　　）

② 巻繊汁　　（　　　　　）

③ 雁擬　　　（　　　　　）

④ 捏　　　　（　　　　　）

⑤ 薯蕷　　　（　　　　　）

⑥ 蒟蒻　　　（　　　　　）

⑦ 鹿尾菜　　（　　　　　）

⑧ 粽　　　　（　　　　　）

解答は138ページ

126 バラバラ漢字パズル

①～⑤の漢字をそれぞれ組み合わせて二字の熟語を作ってください。

① 十＋日＋寸＋言＋土

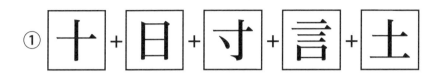

② 日＋心＋心＋立＋亜

③ 木＋見＋立＋斤＋夫

④ 目＋里＋木＋心＋王

⑤ 寸＋同＋土＋土＋竹

上級編

解答は139ページ

バラバラ漢字パズル

バラバラになった漢字を組み合わせて、二字熟語を作ってください。

① 王 火 口 耳 → □

② 曲 各 辰 酉 → □

③ 力 虫 重 又 → 馬 → □

④ 十 羽 十 立 月 日 → □

⑤ 里 斤 一 斤 日 貝 → □

解答は140ページ

138

穴埋め四字熟語

リストから漢字を選び、①〜⑩の各空欄を埋めて四字熟語を完成させてください。リストの漢字は1度しか使えません。残った漢字でできる熟語はなんでしょうか？

① 前 ☐ ☐ ☐

② ☐ 我 ☐ ☐

③ 取 ☐ ☐ ☐

④ ☐ ☐ 笑

⑤ ☐ ☐ 味

⑥ ☐ ☐ 自 ☐

⑦ ☐ ☐ ☐ 倒

⑧ 門 ☐ ☐ ☐

⑨ ☐ 中 ☐ ☐

⑩ ☐ ☐ ☐ 麗

リスト

然	不	捨	索	美	選	世	一
手	人	句	界	泰	前	出	転
暗	破	末	模	本	夢	若	外
辞	無	噌	踏	択	顔	中	未

上級編

問⑫の解答 ①時計 ②悪意 ③新規 ④理想 ⑤封筒

略語パズル

①～⑤の略語が正式名称になるようにリストから漢字を選びマス目に記入してください。ただし、リストの漢字は1度しか使えません。残った漢字でできる五字の言葉はなんでしょうか？

① **馬券**

	馬		券

② **重文**

重		文	

③ **職安**

		職		安	

④ **財形**

		財	形				

⑤ **原水禁**

原	水		禁				

リスト

産	要	制	財	民	定	思	本	議	者	勤
所	進	会	訶	公	促	票	成	度	国	止
議	化	共	勝	日	業	労	爆	投	摩	不

解答は142ページ

解答は142ページ

問⑫の解答　①聖火　②酪農　③騒動　④翌朝　⑤質量

色の漢字が入った四字熟語

①～⑫の四字熟語の空欄に、赤・緑・白・紫・茶・金・灰・青・黒・紅の漢字一字を入れて、四字熟語を完成させてください。

① [　] 兎 [　] 烏

② 飲 [　] 洗 胃

③ [　] 番 狂 言

④ 一 攫 千 [　]

⑤ [　] 紛 [　] 蛾

⑥ [　] [　] 文 明

⑦ 千 [　] 万 [　]

⑧ 柳 [　] 花 [　]

⑨ [　] 天 [　] 日

⑩ 山 [　] 水 明

⑪ [　] 口 [　] 牙

⑫ [　] 砂 [　] 松

解答は143ページ

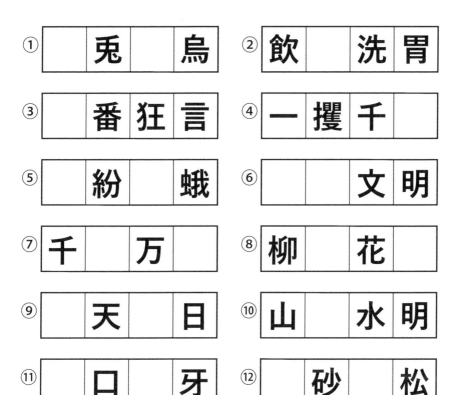

問⑱の解答

① 前人未踏
② 無我夢中
③ 取捨選択
④ 破顔一笑
⑤ 手前味噌
⑥ 泰然自若
⑦ 本末転倒
⑧ 門外不出 「世界」
⑨ 暗中模索
⑩ 美辞麗句

上級編

難読漢字（体編）

①～⑩は人体の一部を表した漢字です。正しい読みがなをお答えください。

① 御凸

② 胼胝

③ 疣

④ 項

⑤ 旋毛

⑥ 拇

⑦ 臍

⑧ 脛

⑨ 踵

⑩ 蟀谷

解答は144ページ

解答は144ページ

問⑫⑨の解答　①勝馬投票券　②重要文化財　③公共職業安定所
④勤労者財産形成促進制度　⑤原水爆禁止日本国民会議　「摩訶不思議」

四字熟語作りパズル

①〜⑩の空欄のマスにリストの漢字を入れて、それぞれ四字の熟語を作ってください。リストの漢字は1度しか使えません。

リスト

夜	応	行	呉	月	曖	止	快	擲	舟
不	因	鏡	麻	花	栄	盛	坤	明	鳥
報	易	越	枯	郎	乾	刀	糊	自	模

① □ □ 同 □

② □ □ □ 水

③ □ □ 乱 □

④ □ □ 一 □

⑤ □ □ □ 大

⑥ □ □ □ 流

⑦ □ 果 □ □

⑧ □ 昧 □ □

⑨ □ □ □ 衰

⑩ □ □ □ 風

解答は145ページ

上級編

問⑬の解答 ①白兎赤烏はくとせきう) ②飲灰洗胃（いんかいせんい）
③茶番狂言（ちゃばんきょうげん） ④一攫千金（いっかくせんきん） ⑤紅粉青蛾
（こうふんせいが） ⑥黒白文明（こくびゃくぶんめい） ⑦千紫万紅（せんしばんこう）
⑧柳緑花紅（りゅうりょくかこう） ⑨青天白日（せいてんはくじつ） ⑩山紫水明
（さんしすいめい） ⑪紅口白牙（こうくうはくが） ⑫白砂青松（はくしゃせいしょう）

大工道具さがし

①～⑤の大工道具の漢字表記をア～カから選んでください。

① **ヤスリ**

② **キリ**

③ **ノミ**

④ **ノコギリ**

⑤ **カンナ**

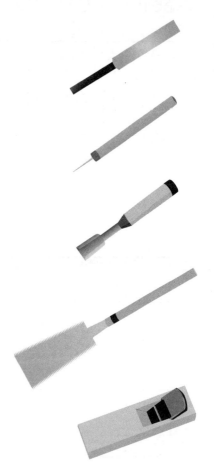

ア	イ	ウ	エ	オ	カ
錐	鉋	鑢	鑿	鋸	鏨

解答は146ページ

問⑬①の解答　①おでこ　②たこ　③いぼ　④うなじ　⑤つむじ　⑥おやゆび　⑦へそ　⑧すね　⑨かかと　⑩こめかみ

春の七草クイズ

①～⑦の七草のそれぞれの漢字を⑦～(キ)から選んでください。

①	せり

⑦	繁縷

②	なずな

(イ)	菘

③	ごぎょう

(ウ)	薺

④	はこべら

(エ)	芹

⑤	ほとけのざ

(オ)	蘿蔔

⑥	すずな

(カ)	御形

⑦	すずしろ

(キ)	仏の座

上級編

解答は147ページ

問⑫の解答 ①呉越同舟 ②明鏡止水 ③快刀乱麻 ④乾坤一擲 ⑤夜郎自大
⑥不易流行 ⑦因果応報 ⑧曖昧模糊 ⑨栄枯盛衰 ⑩花鳥風月

三字熟語パズル

　①～⑥のひらがなを入れ替えると漢字三文字の熟語ができ
ます。それぞれ漢字でお答えください。

① | あ | く | の |
  | じ | ゃ | ま |

② | へ | く | う |
  | と | ん | ぼ |

③ | の | ぶ | た |
  | ひ | い | き |

④ | が | ん | も |
  | い | か | ん |

⑤ | き | り | ん |
  | つ | う | じ |

⑥ | ぼ | う | ふ |
  | ら | い | う |

解答は148ページ

問⑬の解答　①－ウ　②－ア　③－エ　④－オ　⑤－イ
（ちなみに、カは「たがね」）

146

読み方が二つの熟語

　「人気（にんき・ひとけ）」のように、二つの読み方を持つ熟語があります。①～④は、それぞれ一部を空欄にした読み方です。これをヒントに当てはまる熟語を漢字でお答えください。

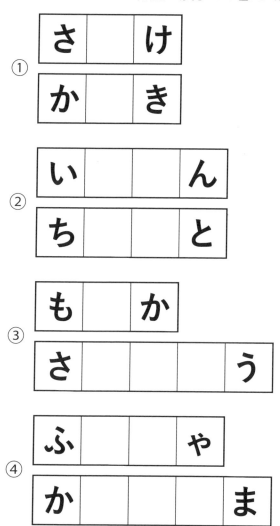

| ① | さ | | け |
| | か | | き |

| ② | い | | | ん |
| | ち | | | と |

| ③ | も | | か | |
| | さ | | | う |

| ④ | ふ | | | や |
| | か | | | ま |

解答は149ページ

問⑬④の解答　①→エ　②→ウ　③→カ　④→ア　⑤→キ　⑥→イ　⑦→オ

上級編

る・る・る、考える？

①～⑥の下線部が読みにあたる漢字をリストから選んでください。リストの漢字は1度しか使えません。最後に残った漢字の読みも「る」で終わります。その読みをお答えください。

① 脇を<u>くすぐる</u>

② 記憶が<u>よみがえる</u>

③ 汗が<u>したたる</u>

④ 人を<u>なじる</u>

⑤ お茶を<u>すする</u>

⑥ もの思いに<u>ふける</u>

リスト | 滴 | 詰 | 耽 | 擽 | 啜 | 漲 | 蘇 |

(解答は150ページ)

問⑬⑤の解答 ①天邪鬼（あまのじゃく）　②唐変木（とうへんぼく）
③檜舞台（ひのきぶたい）　④門外漢（もんがいかん）　⑤神通力（じんつうりき）
⑥風来坊（ふうらいぼう）

違う読みがある漢字

　A〜Dは、「汚れ（よごれ・けがれ）」のように、同じ漢字で読み方が二通りある漢字です。送りがなに注意しながら、リストからひらがなを選び空欄へ入れてください。なお、ひらがなは1度しか使えません。使わずに残ったひらがなをお答えください。

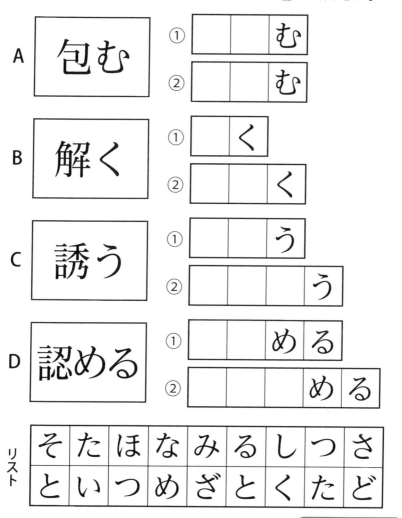

A 包む
① □□む
② □む

B 解く
① □く
② □く

C 誘う
① □う
② □□う

D 認める
① □める
② □□める

リスト
| そ | た | ほ | な | み | る | し | つ | さ |
| と | い | つ | め | ざ | と | く | た | ど |

解答は151ページ

上級編

問⑬の解答 ①さむけ・かんき「寒気」　②いっすん・ちょっと「一寸」
③もなか・さいちゅう「最中」　④ふうしゃ・かざぐるま「風車」

149

穴埋め三字熟語

読みがなをヒントに①～⑧の空欄にリストから漢字を選んで、三字熟語を完成させてください。なお、リストの漢字は1度しか使えません。最後に残った漢字でできる二字熟語をお答えください。

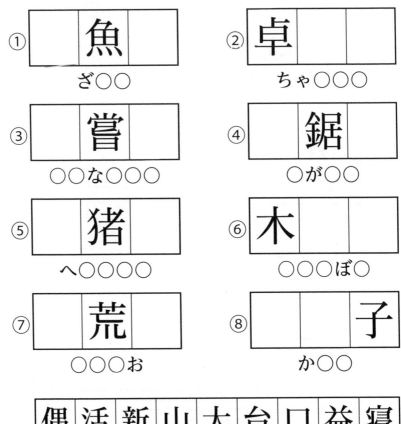

① | 魚 |
ざ○○

② 卓 | |
ちゃ○○○

③ | 嘗 |
○○な○○○

④ | 鋸 |
○が○○

⑤ | 猪 |
へ○○○○

⑥ 木 | |
○○○ぼ○

⑦ | 荒 |
○○○お

⑧ | | 子
か○○

リスト

偶	活	新	山	大	台	口	益	寝
案	屑	男	祭	雑	坊	生	祇	埴

解答は152ページ

解答は152ページ

問⑬の解答 ①擽る ②蘇る ③滴る ④詰る ⑤啜る ⑥耽る
「漲る」力がみなぎる

150

140 四字熟語穴あきパズル

①～⑩の空欄に下のリストから漢字を入れて四字熟語を完成させてください。線でつながる空欄には同じ漢字が入ります。リストの漢字は1度しか使えません。最後に使わずに残った漢字をお答えください。

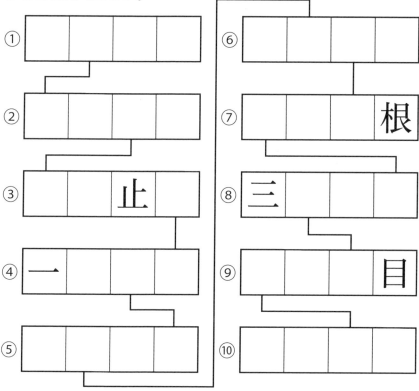

① □□□□
② □□□□
③ □□ 止 □
④ 一 □□□
⑤ □□□□
⑥ □□□□
⑦ □□□ 根
⑧ 三 □□□
⑨ □□□ 目
⑩ □□□□

リスト

風	不	無	地	帆	水	敵	光	記
胆	事	完	帯	媚	生	順	全	大
明	欠	満	安	面	衣	実	鏡	真

解答は153ページ

問⑬の解答　A ①つつむ②くるむ（順不同）　B ①とく②ほどく
C ①さそう②いざなう　D ①みとめる②したためる　「め」

硬貨パズル

　5×5＝25個のマスには、1円玉、5円玉、10円玉、50円玉、100円玉のいずれかの硬貨が入り、それをパズルのように分割したのが下の5個のピースです。縦横の各列の硬貨の合計が記載された金額になるように、各ピースをはめこんで完成させてください。なお、ピースは回転してもかまいませんが、裏返すことはできません。

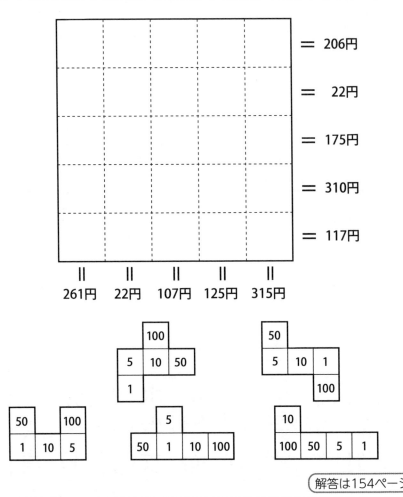

= 206円

= 22円

= 175円

= 310円

= 117円

261円　22円　107円　125円　315円

解答は154ページ

回転四字熟語

漢字リストから漢字を選び、①〜④の「発」「行」「機」「地」を含む四字熟語をお考えください。なお、読む方向は時計回りとし、漢字は1度しか使えません。最後に真ん中にできた四字熟語をお答えください。

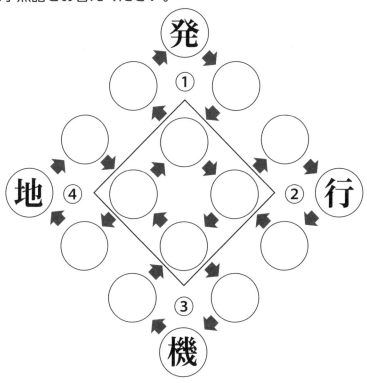

リスト

起	到	陽	失	来	念
一	復	五	陰	好	回

解答は155ページ

上級編

問⑭の解答　①順風満帆　②風光明媚　③明鏡止水　④一衣帯水　⑤安全地帯
⑥完全無欠　⑦事実無根　⑧三面記事　⑨不真面目　⑩大胆不敵　「生」

ころもへん漢字パズル

下のころもへんの各漢字の読みを完成させてください。これらの読みがなを五十音順に並べると、12番目に来る漢字はなんでしょうか？

○○き	○で	○○○け	○そ
襷	袖	袿	裾
○○○も	○○ま	○○え	○○と
裃	袴	襌	袂
○○○し	○○せ	○○こ	○○ま
褌	袷	褐	襖
○○れ	○○か	○○○き	○り
褸	裸	袱	襟

解答は156ページ

···

問⑭の解答

50	1	5	50	100	= 206円
1	5	1	5	10	= 22円
10	5	50	10	100	= 175円
100	10	50	50	100	= 310円
100	1	1	10	5	= 117円

‖ 261円 ‖ 22円 ‖ 107円 ‖ 125円 ‖ 315円

うずまき三字熟語

「新学年」→「年月日」→「日和見」のように、共通する前後の漢字をリストから選び空欄に三字熟語を完成させてください。「ひふみ」と読む三字熟語からスタートします。漢字は1度しか使えません。残った漢字でできる二字熟語をお答えください。

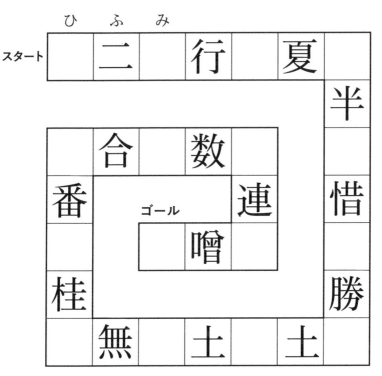

組	三	可	員	手	袋
汁	神	紙	半	月	一
生	外	産	味	身	冠

リスト

（解答は157ページ）

問⑭の解答 ①一念発起　②陰陽五行　③好機到来　④失地回復　「一陽来復」

上級編

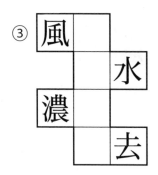

二字・四字熟語作成パズル

①～④の空欄に**横に**二字熟語・**縦に**四字熟語ができるようにリストの漢字を1字入れてください。リストの漢字はそれぞれ1度しか使えません。最後に使わずに残った漢字でできる二字熟語をお答えください。

① 拡 ☐
　　☐ 居
　 弱 ☐
　　☐ 様

② ☐ 番
　悪 ☐
　　☐ 決
　奇 ☐

③ 風 ☐
　　☐ 水
　濃 ☐
　　☐ 去

④ ☐ 権
　公 ☐
　　☐ 点
　紛 ☐

リスト

得	同	失	小	霧	害	行	消	異
即	利	流	妙	当	大	散	意	雲

解答は158ページ

問⑭の解答 ①袷（あわせ）②袿（うちかけ）③襟（えり）④裃（かみしも）
⑤裾（すそ）⑥袖（そで）⑦襷（たすき）⑧袂（たもと）⑨褸（つづれ）
⑩褐（ぬのこ）⑪袴（はかま）⑫裸（はだか）⑬襌（ひとえ）⑭襖（ふすま）
⑮袱（ふろしき）⑯褌（ふんどし）　　「裸」

読みが「く」で終わる漢字

リストの漢字を①〜⑩の空いたマスに入れて、「口＋申→呻く（うめ）く」のように、読みがなが「く」で終わる漢字1字を作ってください。漢字の下のひらがなは読みがなのヒントです。リストの各漢字は1度しか使えません。最後に残った漢字を組み合わせてできる漢字と読みがなをお答えください。

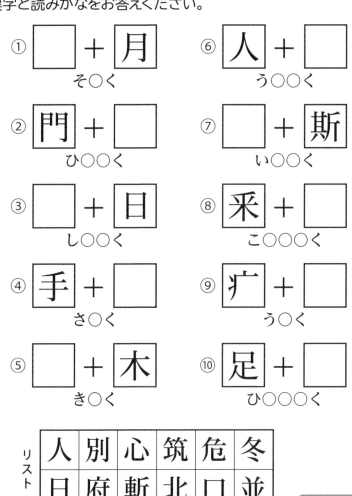

① □＋月　そ○く

② 門＋□　ひ○○く

③ □＋日　し○○く

④ 手＋□　さ○く

⑤ □＋木　き○く

⑥ 人＋□　う○○く

⑦ □＋斯　い○○く

⑧ 釆＋□　こ○○○く

⑨ 疒＋□　う○く

⑩ 足＋□　ひ○○○く

リスト

人	別	心	筑	危	冬
日	府	斬	北	口	並

解答は159ページ

問⑭の解答 一二三→三行半（みくだりはん）→半夏生（はんげしょう）→生半可
→可惜身（あたらみ）→身勝手→手土産→産土神（うぶすながみ）→神無月→月桂冠
→冠番組→組合員→員数外→外連味（けれんみ）→味噌汁　　　「紙袋」

読みに「つ」が二つある言葉

リストの漢字を並び替えて、「決裂（けつれつ）」のように、「つ」（小さい「っ」も含みます）が二つある漢字2〜3文字の言葉を、リストから漢字を選び①〜⑫空欄に入れて12個作ってください。空欄の下にある〇やひらがなは言葉の読みのヒントです。各漢字は1度しか使えません。最後に使わずに残った漢字でできる2つの言葉をお答えください。

リスト							
先	天	蜜	初	末	者	滅	降
烈	分	束	設	満	刺	鰹	折
滑	骨	溌	血	熱	直	筒	泌
結	圧	仏	物	不	立	星	月

① ○○れ○

② ○○り○

③ ○○ぴ○○○

④ ぶ○○○

⑤ ○○ま○

⑥ ち○○○○○○

⑦ ○○げ○

⑧ ○○さ○

⑨ ○○○か○○

⑩ ○っ○○

⑪ は○○○

⑫ ○○だ○○○○

解答は159ページ

コラム 5

「教える」ということ

　私は、学校は大好きでした。が、勉強は嫌いなほうだったので、まさか自分が先生的な立場になるとは夢にも思っていませんでした。

　お世話になった先生の中で、一番記憶に残っているのは釧路市立旭小学校の5・6年生のときに担任を受け持っていただいた、大久保八千代先生です。大久保先生は、「わかる授業」「誰一人として置いてきぼりにしない授業」「サプライズで興味をひく授業」を実践されていた先生でした。

　今も「脳活塾」の授業の時はいつも先生の姿が思い出されます。もっともまだまだ先生のようにはいきませんが・・・。

問⑭⑥の解答　①背く（そむく）　②閃く（ひらめく）　③暫く（しばらく）
④捌く（さばく）　⑤築く（きずく）　⑥俯く（うつむく）　⑦嘶く（いななく）
⑧悉く（ことごとく）　⑨疼く（うずく）　⑩跪く（ひざまづく）　**「普く」（あまねく）**

問⑭⑦の解答　①熱烈（ねつれつ）　②設立（せつりつ）　③分泌物（ぶんぴつぶつ）
④仏滅（ぶつめつ）　⑤結末（けつまつ）　⑥直滑降（ちょっかっこう）　⑦蜜月（みつげつ）
⑧筒先（つつさき）　⑨不束者（ふつつかもの）　⑩骨折（こっせつ）　⑪溌刺（はつらつ）
⑫満天星（どうだんつつじ）　　**「初鰹」（はつがつお）**　　**「血圧」（けつあつ）**

159

あとがき

　このたびは、「脳活の種」に興味を持っていただきまして、本当にありがとうございます！本書を執筆するにあたり、自分の歴史を振り返る良い機会をいただいたと思っています。いかにいろいろな方のサポートを受けてきたのか改めて認識した次第です。

　私が大学を出て最初の職場の上司になっていただいたのが、認定ＮＰＯ法人シーズネットを創設された初代理事長の「岩見太市」さんでした。岩見さんは社会人としてどうにもこうにもならない私を長い目で見ていてくださいました。残念ながら本書を見ていただくことはできませんが、ご逝去されて10年目の今年に本書の発刊を報告できたことはうれしく思います。

　最後になりましたが、この本の執筆を後押ししてくださった認定ＮＰＯ法人シーズネット現理事長の奥田龍人様、新聞掲載時の問題を丁寧に確認し的確なアドバイスをしてくださった北海道新聞暮らし報道部の皆様、発刊にあたり温かく見守ってくださった全国コミュニティライフサポートセンターの宇城絵美様に心から感謝をこめてお礼申し上げます。ありがとうございました。

柿沼英樹